Yoga richtig üben

Allgemeine Hinweise:

Aus Gründen der besseren Lesbarkeit wird bei Personenbezeichnungen die männliche Sprachform verwendet. Gemeint ist sowohl die männliche als auch die weibliche und die diverse Form.

Das vorliegende Buch wurde sorgfältig erarbeitet. Dennoch erfolgen alle Angaben ohne Gewähr. Weder die Autoren noch der Verlag können für eventuelle Nachteile oder Schäden, die aus den im Buch vorgestellten Informationen resultieren, Haftung übernehmen.

Sollte diese Publikation Links auf Webseiten Dritter enthalten, so übernehmen wir für deren Inhalte keine Haftung, da wir uns diese nicht zu eigen machen, sondern lediglich auf deren Stand zum Zeitpunkt der Erstveröffentlichung verweisen.

MELANIE IBRAHIMI

YOGA
RICHTIG ÜBEN

**ASANAS VERSTEHEN –
VERLETZUNGEN VERMEIDEN**

Meyer & Meyer Verlag

Yoga richtig üben

Bibliografische Information der Deutschen Nationalbibliothek
Die Deutsche Nationalbibliothek verzeichnet diese Publikation in der Deutschen Nationalbibliografie; detaillierte bibliografische Details sind im Internet über <www.dnb.de> abrufbar.

Member of the World Sport Publishers' Association (WSPA)

Gesamtherstellung (Druck): Print Consult GmbH, München, www.printconsult.de

MIX
Papier | Fördert gute Waldnutzung
FSC® C106855

ISBN 978-3-8403-7942-0

Bei Fragen zur Sicherheit unserer Produkte wenden Sie sich bitte an: kontakt@m-m-sports.com.

INHALT

INHALT

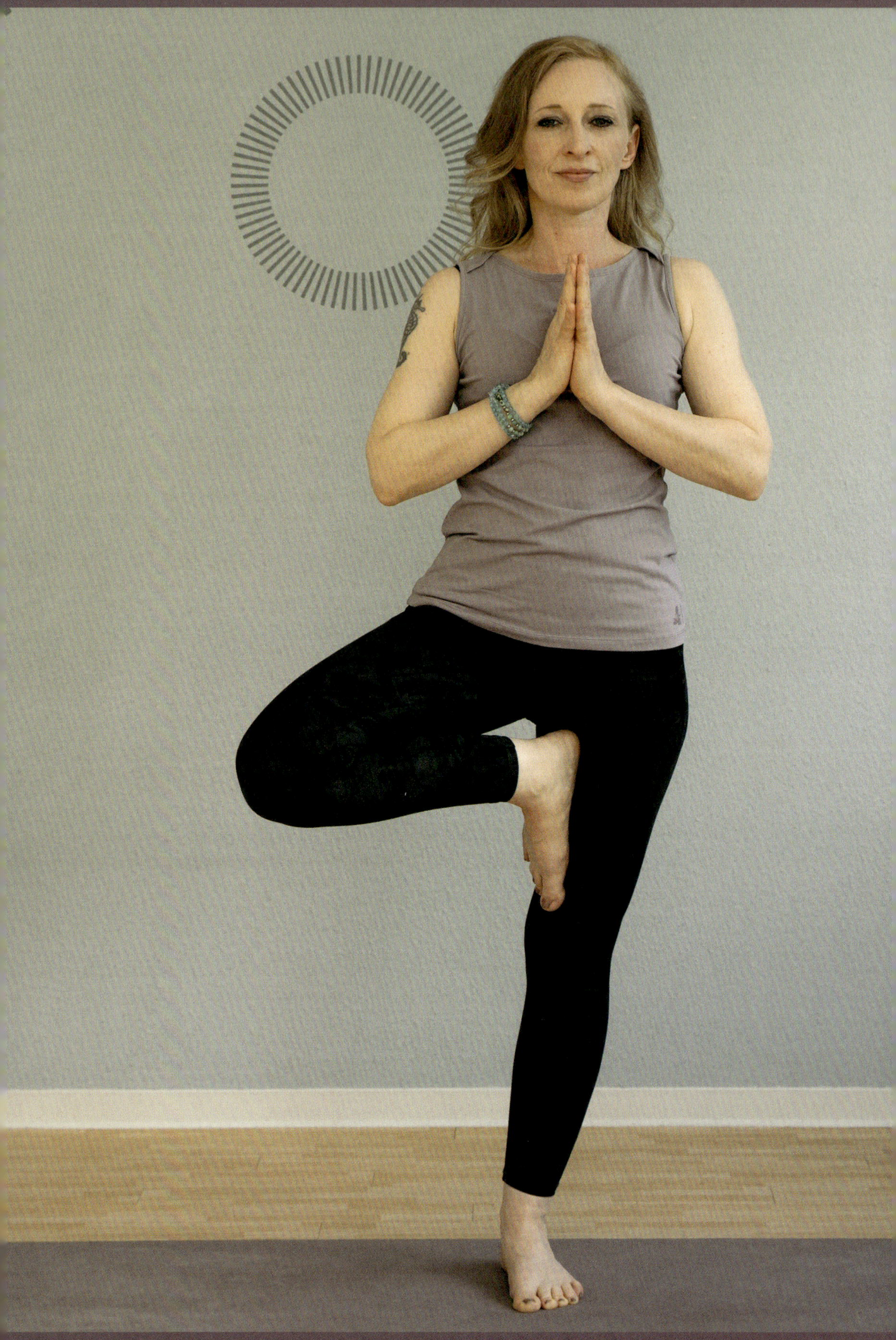

1 GRUSSWORTE

Als Mel mir davon erzählte, dass sie gerade an diesem Buch schreibt, war ich sehr begeistert. Denn es ist ein so wichtiges Thema. Ich bin selbst seit nunmehr 23 Jahren auf der Yogamatte am Praktizieren, Unterrichten und Ausbilden, und viele Dinge haben sich über die Zeit maßgeblich verändert. In meinen ersten Vinyasa und Ashtanga Yoga Ausbildungen lernte ich beispielsweise noch, dass es wichtig sei, die Kniegelenke immer „einzuloggen" im Stehen, die Gelenke fest zu machen. Was mittlerweile überholt ist, heute spricht man in den meisten gängigen Yogastilen von einem „mikro gebeugten" Gelenk. Solche und andere überholte Anweisungen können im Unterricht mittel bis langfristig negativ auf den Körper einwirken, und führen ihn automatisch in Unwohlsein und Schmerzen.

Das Wissen um die Körperpraxis nimmt stetig zu, und neue Erkenntnisse strömen regelmäßig auf den Yogamarkt. Nur macht natürlich nicht jeder Yogalehrer permanent dazu Fort- und Weiterbildungen. Und nicht jeder Yogalehrer hat von Natur aus ein gutes anatomisches Gefühl und Verständnis für das, was er anleitet. Und die Ausführung von Yoga Asanas ist etwas sehr Individuelles, was auf den jeweiligen Körper angepasst werden sollte. Und das ist in Gruppenkursen natürlich auch nicht immer zu bedienen. Sich gewahr zu werden, welches Feintuning es braucht, um den eigenen Körper und beim Unterrichten die Körper der Schüler kompetent abzuholen – dafür ist dieses Buch genau das Richtige. Es gibt so viel zu beachten beim Wunderwerk Körper. Vor allem seine Individualität zu würdigen ist unumgänglich. Nicht jeder Körper ist gleich. Und somit braucht es Individualität – die Mel mit diesem Buch wunderbar hervorhebt.

Ich schätze Mel und ihr Fachwissen sehr. Wir sind schon sehr lange in unserer Yoga Business Welt miteinander verwoben und somit konnte ich ihren Werdegang die letzten 10 Jahre hautnah mitverfolgen. Sie hat ein feines Auge für die Komplexität von Yoga, und bedingt durch ihre eigenen Körpererfahrungen ist sie sehr sensibilisiert auf Ausrichtung, Sprache und Didaktik. Und ich wünsche jedem Leser viele tolle Aha-Momente beim Studieren dieses Buches. In Dankbarkeit.

Karo Wagner
(Inhaberin VINYASA Power Yoga Akademie, Yogalehrerin)

Es ist mir eine besondere Ehre, dieses Buch von Melanie mit einem Vorwort zu versehen. Ich kenne Melanie nun schon seit einigen Jahren, in denen sie an verschiedenen Yoga-Ausbildungen von mir teilgenommen hat, darunter Chi Yoga und Pranayama.

Schon damals ist Melanie mir durch ihren wachen und interessierten Geist aufgefallen, der sich immer wieder auf neue, tiefere Ebenen des Yoga einlassen wollte. Sie bringt nicht nur eine große Leidenschaft für die eigene Praxis mit, sondern auch ein tiefes Bedürfnis, dieses Wissen in einer klaren und zugänglichen Sprache weiterzugeben.

Sie versteht es, Yoga auf eine Weise zu vermitteln, die Menschen erreicht - auch diejenigen, die keine anatomischen Vorkenntnisse haben oder sich bisher noch nicht intensiv mit Yoga beschäftigt haben. Ihr Ziel ist es, Yoga so zu erklären, dass alle, die sich dafür interessieren, es sicher und achtsam praktizieren können.

Melanie gelingt es, Yoga in seiner Essenz zu vermitteln - einfach, klar und mit einem großen Herzen. Dieses Buch ist nicht nur ein wertvoller Begleiter für Yoga-Neulinge, sondern auch für erfahrene Praktizierende, die ihre Praxis vertiefen und verfeinern möchten.

Ich wünsche allen Leserinnen und Lesern, dass sie durch dieses Buch nicht nur ihre Yoga-Praxis vertiefen, sondern auch eine tiefere Verbindung zu sich selbst finden.

Lucia Schmidt
(Entwicklerin Chi Yoga, Yogalehrerin, Bodyworkerin und Inhaberin des Yoga-Ausbildungsinstituts BodyMindSpirit, Zürich)

Ein von Herzen kommendes Dankeschön an dich für so viel Gutes, was ich durch dich und mit dir erfahren durfte.

Mit dir habe ich Yoga kennengelernt - von einer Freundin wurde ich zu „Mel auf Tour" zu einem sanften Yoga-Flow, auch für Yoga-Unerfahrene geeignet, eingeladen. Eine sanfte Praxis, begleitet von deiner beruhigenden Stimme und von deinem wunderschönen und zur Tiefenentspannung führenden Klangschalen-Spiel.

Später besuchte ich einen deiner Anfängerkurse. Durch deine genauen Anleitungen und vor allem deinen Schwerpunkt auf die richtige anatomische Ausrichtung, habe ich sehr schnell in die Praxis hineingefunden. Deine beruhigende Stimme und deine so schön gesprochenen Worte in der Endentspannung Savasana waren das i-Tüpfelchen jeder Unterrichtsstunde.

Dein Yoga-Unterricht hat mich begeistert, mir bei meiner körperlichen und persönlichen Entwicklung weitergeholfen und ich wollte immer mehr lernen, mich für mich weiterentwickeln und war dann fast täglich bei dir im Studio, um Unterricht zu nehmen.

Dank dir, deinem enormen Wissen, deiner Unterstützung und deinem guten Zuspruch, bin ich heute auch Yoga-Lehrerin. Dafür danke ich dir von ganzem Herzen. Durch so viel von dir Gelerntes, lege ich in meinem Unterricht ebenfalls sehr großen Wert auf die richtige Ausrichtung und biete den Praktizierenden nach ihren körperlichen Möglichkeiten und Bedürfnissen entsprechende Alternativen an.

Und auch heute noch besuche ich, wann auch immer es mir möglich ist, als Schülerin deinen Unterricht.

Dein Buch „Yoga richtig üben" wird ein toller Weg-Begleiter für alle Yoga-Praktizierenden und die, die es noch werden.

Elizabet Milovanovic
(Yogalehrerin, Kinderyogalehrerin)

Um ehrlich zu sein, wollte ich zuerst kein Grußwort für dieses Buch schreiben, da Texte verfassen nicht zu meinen Stärken zählt. Dann änderte ich jedoch meinen Entschluss, weil ich der Meinung bin, dass meine Tochter Melanie mit diesem Buch klar beschreibt, dass jede Yogapraxis entsprechend der Ausrichtungsprinzipien, aber gleichzeitig individuell gestaltet sein sollte und für jeden Kursteilnehmer angepasst werden muss.

Wir können uns alle nicht immer frei machen vom allgemeinen Leistungsdenken „Immer schneller, höher, weiter und mehr". Deshalb bin ich überzeugt, dass es sehr wichtig ist, hier entgegenzuwirken und in Form dieses Buches klar und deutlich aufzuführen, zu welchen Problemen oder gar Verletzungen es kommen kann, wenn die Asanas leistungsorientiert ausgeführt werden, anstatt sie mit Achtsamkeit und Konzentration zu üben.

In ihren Yogakursen und Workshops unterrichtet sie mit diesem Konzept des angepassten Übens. Ich bin mir sicher, dass mit diesem Buch noch mehr Menschen erreicht werden können und ihnen vielleicht sogar ein Zugang zum Yoga eröffnet werden kann, indem deutlich wird, dass man für Yoga nicht besonders beweglich sein muss, sondern dass es vor allem auf die Akzeptanz der eigenen Grenzen ankommt.

Mit Yoga kam ich selber schon vor fast 50 Jahren in Kontakt. Als ich dann eine Yogalehrerausbildung begann, ging meine Tochter, damals noch ein Teenager, eine Zeit lang mit zu meinen Kursen. Jahre später trat sie dann in meine Fußstapfen und wurde selbst Yogalehrerin. Heute ist es umgekehrt, denn ich besuche immer wieder ihre Kurse, seit sie in Stuttgart das Yogasoul eröffnet hat. Und ich freue mich, dass ich sie mit meinem physiotherapeutischen Wissen unterstützen kann.

Für ihr Buch wünsche ich ihr viel Erfolg und dass es zu Veränderungen hin zu mehr Bewusstheit und Achtsamkeit beiträgt, auch in unserem Alltag und nicht nur beim Üben von Yoga.

Rosemarie Haumann
(Yogalehrerin, Physiotherapeutin, Mutter der Autorin)

Mel und ich haben uns 2017 kennengelernt, als sie als Referentin das Thema „Pranayama – die Atemlehre des Yoga" im Rahmen der 300-Stunden-Yogalehrer-Aufbauausbildung, an der ich teilnahm, unterrichtete. Schon damals war ich von ihrer Fähigkeit beeindruckt, komplexe theoretische Zusammenhänge einfach und nachvollziehbar zu vermitteln. Ihre Unterrichtseinheiten waren geprägt von einem tiefen Verständnis für die Bedürfnisse der Teilnehmenden, sowohl auf mentaler als auch auf körperlicher Ebene.

Schnell gerieten wir in einen angeregten Austausch, wie man den Unterricht noch mehr vor allem auf die körperlichen Bedürfnisse aller ausrichten kann. Denn die schönen Hochglanzbilder von Yoga-Praktizierenden, die man aus Büchern und Magazinen kennt, bilden nur selten die Realität in einer Yogastunde ab. Stattdessen plagen sich viele unserer Teilnehmenden mit körperlichen Einschränkungen, die in den Yoga-Ausbildungen nur selten zur Sprache kommen. Umso mehr freut es mich nun, dass mit diesem Buch endlich ein Fachbuch für Yoga-Lehrende und Yoga-Begeisterte vorliegt, dass genau auf diese Einschränkungen eingeht. Ein Buch, das uns wegführt vom immer gleichen „Das haben wir immer schon so gelehrt" und „Das steht aber so in Buch XY" und uns vielmehr aufzeigt, wie wir Asanas vielleicht noch einmal ganz neu verstehen und erfahren dürfen, um Yoga für alle zugänglich zu machen. Ich wünsche viel Freude beim Lesen, Lernen und Neuverstehen.

Julia Gierman
(Yogalehrerin, Naturwissenschaftlerin)

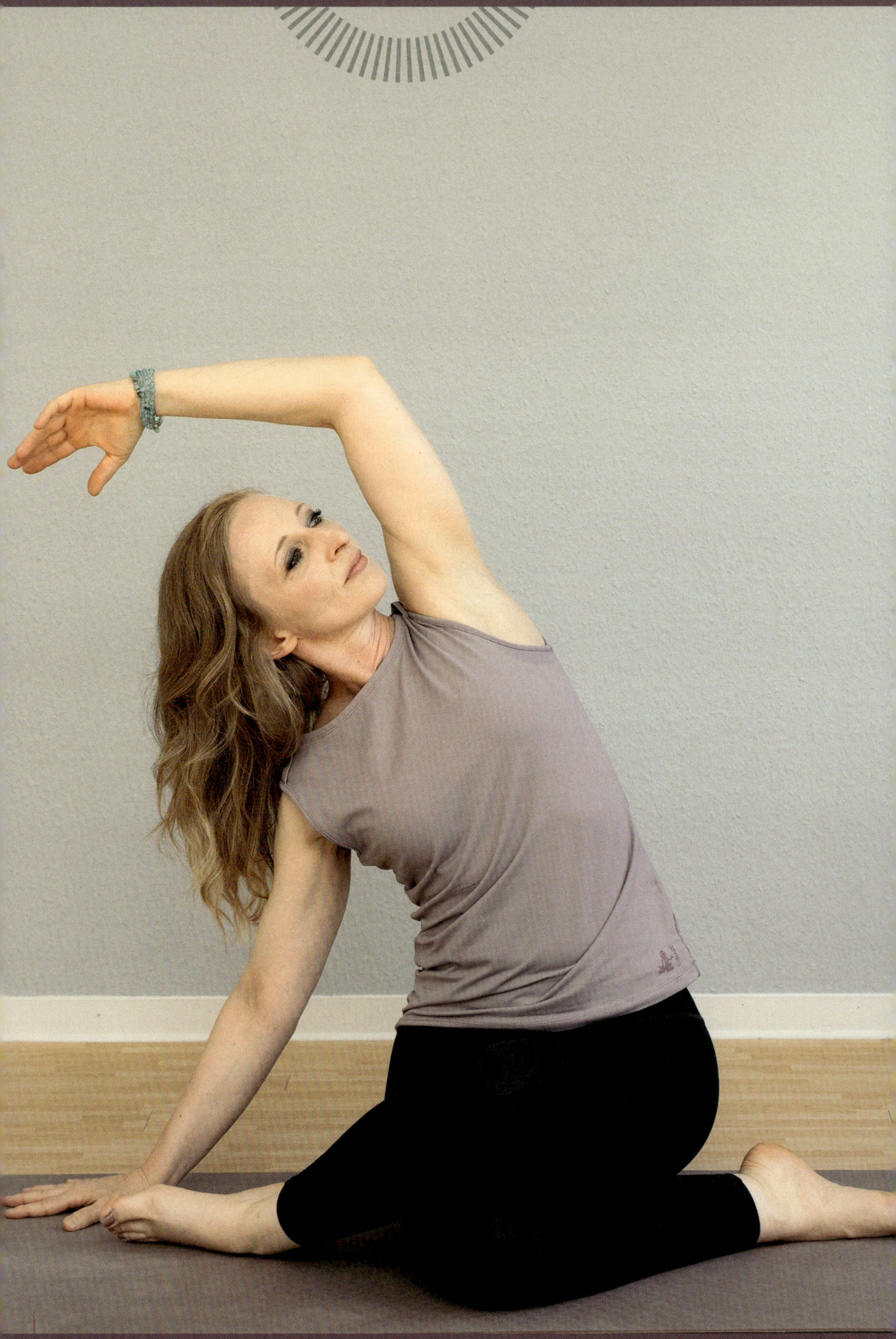

2 EINFÜHRUNG

Yoga liegt mehr denn je im Trend. Inzwischen rollen rund 25 Prozent der Erwachsenen in Deutschland regelmäßig ihre Matte aus. Die Tendenz ist seit Jahren kontinuierlich steigend.

Auch die gesundheitsfördernde Wirkung dieser indischen Bewegungsschule wurde bereits durch zahlreiche Studien belegt. Und die Krankenkassen sind sich darüber einig, dass Yoga eine effektive und wirksame Methode ist, um Stress zu reduzieren und Entspannung zu fördern.

Die allgemeine Beliebtheit von Yoga lässt sich vermutlich auch darauf zurückführen, dass zahlreiche Prominente von Yoga begeistert sind und diese Begeisterung an ihre Fans weitergeben. Darunter sind Hollywoodstars wie Julia Roberts, Nicole Kidman, Gwyneth Paltrow, Colin Farrell und Robert Downey Jr. sowie berühmte Musiker wie Lady Gaga, Madonna, Miley Cyrus, Anthony Kiedis von den „Red Hot Chili Peppers" und Alanis Morrissette (Goßmann, 2021; Reese, 2023; Schönegge, 2024).

Ein Markenzeichen des modernen Yoga ist seine Körperorientiertheit. Für Spitzensportler wie David Beckham, Cristiano Ronaldo, Dirk Nowitzki und die gesamte Fußballnationalmannschaft ist Yoga deshalb ein Teil des Trainings und dies nicht nur auf körperlicher, sondern ebenso auf mentaler Ebene. Denn Yoga fördert die Konzentration, macht stressresistenter und ausgeglichener.

Doch immer wieder tauchen auch Artikel auf, die Yoga nicht befürworten, sondern davor warnen. Die Verletzungsgefahr sei entgegen der öffentlichen Meinung nicht zu unterschätzen.

Und diese Behauptung entspricht leider der Wahrheit. Jedes Jahr verletzen sich Menschen beim Yoga oder entwickeln durch eine anatomisch ungünstige Übungspraxis gesundheitliche Beschwerden.

Viele typische Yogaunfälle sind dabei keine kurzfristig auftretenden Verletzungen, sondern vielmehr mittel- bis langfristige Schäden an unserem Bewegungsapparat.

Einige davon sind sogar irreparabel. Zu den weit verbreiteten Yogaverletzungen zählen das Karpaltunnelsyndrom (Sehnenscheidenentzündung), das Impingement-Syndrom der Schulter, blockierte Iliosakralgelenke, Nackenverspannungen, Muskelfaserrisse, Knieverletzungen ebenso wie Entzündungen von Nerven, Muskeln und Gelenken, Bandscheibenvorfälle und Arthrose.

Dabei wäre es ein Leichtes, diese unerwünschten Folgen von Yoga zu vermeiden. Es braucht lediglich etwas mehr Verständnis dafür, wie die Körperhaltungen des Yoga, die Asanas, anatomisch sinnvoll zu üben sind.

Selbst unter den Lehrenden kursieren einige didaktische Anweisungen, die unbedingt kritisch hinterfragt werden sollten. Darüber, wie es zu derart ungünstigen Anleitungen kommt, kann nur spekuliert werden. Die Orientierung an Idealbildern von Asanas mag dabei eine Rolle spielen. Zudem vermitteln nicht alle Ausbildungsinstitute ein ausreichendes Maß an anatomischem Wissen und Verständnis.

Es gibt durchaus Bücher, die sich mit dem Zusammenhang von Yoga und Anatomie befassen, doch liegt in diesen das Hauptaugenmerk auf der beanspruchten und in den Yogahaltungen genutzten Muskulatur. So wird ausführlich erklärt, welche Muskeln in der jeweiligen Yogahaltung aktiv sind. Es wird aufgezeigt, welche muskulären Gegenspieler gedehnt und auch, welche Gelenke in den Übungen genutzt werden.

Beim richtigen Üben von Yoga geht es allerdings bei weitem nicht nur um das Anspannen und Entspannen bestimmter Muskeln oder Muskelgruppen. Diese gezielt ansteuern oder sogar benennen zu können reicht nicht aus, um Verletzungspotenziale zu erkennen. Stattdessen geht es vor allem um ein Verständnis dafür, was anatomisch sinnvoll ist, und um das Respektieren der eigenen Grenzen und Möglichkeiten, anstatt um das Nacheifern irgendwelcher Idealvorstellungen.

BEIM YOGAÜBEN SOLLTE DAHER STETS DER GRUNDSATZ GELTEN:

Bewege und übe so, dass sich die Übung für dich gut anfühlt. Übe so, dass du Stabilität und Halt einerseits und Leichtigkeit andererseits wahrnimmst.

Es geht insgesamt darum, sich von dogmatischen Idealvorstellungen der Asanas zu verabschieden, da nicht jeder Körper anatomisch bedingt die Beweglichkeit und Kraft hat, diese Ideale zu erreichen. Yoga hat auch nichts mit Selbstinszenierung oder um das Verkörpern einer ästhetischen äußeren Form zu tun. Die Essenz des Yoga ist das innere Erleben durch Achtsamkeit. Das bedeutet, beim Üben auf unsere innere Stimme zu hören, die auch mit Körperweisheit beschrieben werden kann, denn nur wir selbst spüren und wissen dadurch, was für uns richtig ist. Damit ist das Praktizieren von Asanas eine Übung in Akzeptanz der eigenen körperlichen Möglichkeiten. Dies wiederum ist gelebte Selbstfürsorge und zugleich eine bedeutende Lektion der Persönlichkeitsentwicklung.

WIE ICH ZUM YOGA FAND

Yoga habe ich schon in meiner Kindheit kennengelernt. Meine Mutter entdeckte damals Yoga für sich und absolvierte schließlich ihre Ausbildung zur Yogalehrerin, als ich etwa zwölf Jahre alt war. Manchmal nahm mich meine Mutter auch in ihren Yogaunterricht mit. Am liebsten übte ich Yoga mit Kinderyogabüchern, die sie mir gab, denn Bücher liebte ich schon immer und so konnte ich genau das üben, worauf ich Lust hatte. Ich erinnere mich noch gut, dass es Tage gab, an denen ich von der Schule nach Hause kam und meine Mutter im Kopfstand stehend im Wohnzimmer vorfand. Sie fragte mich kopfüber, wie mein Schultag gewesen war.

Yoga tat mir von Anfang an gut, aber ich war zu jung, um klar benennen oder begreifen zu können, was genau so wohltuend daran war. Die Yogahaltungen begleiteten mich durch meine Jugend und meine Zwanziger dann eher unregelmäßig, aber ich spürte bei jedem Üben, wie wohltuend diese Praxis für meinen Körper war und wie mich Yoga emotional beruhigte und zentrierte.

Letztlich vergingen viele Jahre, bis ich für mich den Entschluss fasste, Yogalehrerin zu werden. Zuerst lernte ich Kinderyoga, weil als diplomierte Sozialpädagogin mit Tätigkeit in der Kinder- und Jugendhilfe einen anderen Zugang zu den Kindern und Jugendlichen suchte, die ich betreute. Doch schon während meiner Kinderyogaausbildung wurde mir klar, dass ich auch lernen wollte, Erwachsene zu unterrichten. Der spielerische Ansatz des Kinderyoga gefiel mir sehr, doch der Wunsch in mir, auch Erwachsene für Yoga zu begeistern, war so stark, dass ich meinen Yogaweg weiterging. Ich kannte bereits aus eigener Erfahrung die wohltuende Wirkung des Yoga auf körperlicher, psychischer, mentaler und auch emotionaler Ebene. Ich wusste ebenso von seiner transformierenden Kraft hin zu einem gesünderen Lebensstil, mehr Lebensqualität und Bewusstheit. Für mich war Yoga eine wundervolle Schatzkiste, die so viel schenken kann, wenn man sich darauf einlässt, und ist dies nach wie vor. Meine positiven Erfahrungen durch Yoga wollte ich nicht für mich behalten, sondern sie weitergeben und meinen Beitrag leisten, Yoga noch mehr Menschen zugänglich zu machen. Ich absolvierte erfolgreich umfangreiche Ausbildungen in Vinyasa Yoga, ein moderner und dynamischer Yogastil, und Chi Yoga. Letztlich entdeckte ich nach vielerlei Ausprobieren und unzähligen Workshops in unterschiedlichsten Yogastilen auch Yin Yoga für mich, einen besonders sanften regenerativen jungen Yogastil, in dem der Körper ausgiebig gedehnt wird und dies durch Loslassen und Hineinschmelzen in die einzelnen Übungen geschieht.

Inzwischen unterrichte ich seit 2018 hauptberuflich Yoga, bilde seit fast zehn Jahren als Yogareferentin Yogalehrpersonen aus und habe 2020 mein eigenes Yogastudio „Yogasoul" in Stuttgart eröffnet.

Yoga begeistert und fasziniert mich immer wieder aufs Neue. Denn je länger du übst, umso mehr Neues und noch Feineres entdeckst du, umso mehr Erfahrungen und Erkenntnisse, die dich bis in deinem tiefsten Inneren berühren, erlebst du. Ich weiß und bin zutiefst dankbar dafür, dass mir Yoga dabei hilft, Stress abzubauen, mich innerlich zu sammeln und zu sortieren. Yoga ist mein Werkzeug und mein Weg, Gelassenheit und Zufriedenheit in mir zu spüren und mehr Lebensfreude zu empfinden. Yoga zu üben ist darüber hinaus, so meine persönliche Erfahrung, eine wunderbare Möglichkeit, die Bewegungsvielfalt des eigenen Körpers zu feiern und ihn so beweglich, gesund und vital zu halten. Und letztlich ist Yoga eine Tür zur Selbsterkenntnis, die mich immer wieder einlädt, mein Tun und Denken zu hinterfragen, neue Wege und Möglichkeiten zu entdecken und letztlich ein glückliches Leben zu führen. Denn alles, was wir suchen, finden wir nicht und niemals im Außen, sondern einzig und allein in und mit uns selbst.

MEINE MOTIVATION FÜR DIESES BUCH

Dieses Buch wäre vermutlich nie entstanden, wenn ich nicht selbst den ein oder anderen typischen Yogafehler gemacht hätte. Ich erinnere mich noch gut daran, dass ich anfangs immer wieder Schmerzen in den Handgelenken nach dem Besuch von Yogastunden hatte. Ich dachte damals, dass ich einfach weiter üben müsse und die Schmerzen dann von alleine verschwinden würden, meine Muskulatur stärker werden würde. Letztlich landete ich in der Yogastunde eines erfahrenen Yogalehrers, wo ich lernte, wie falsch ich damit lag. Dort wurde genau erklärt, wie anatomisch richtiges Stützen funktioniert. Als ich dieses neue Wissen umzusetzen begann, merkte ich, wie schwach meine Muskulatur in den Unterarmen war, weil ich jahrelang nicht verstanden hatte, wie ich mit meinen Händen aktiv stütze, um die Handgelenke nicht falsch zu belasten. Je mehr und je öfter ich nach diesen neuen Erkenntnissen übte, umso stärker wurde meine Muskulatur und die Schmerzen in den Handgelenken verschwanden.

Ein weiterer Grund war, dass ich vor einigen Jahren recht plötzlich wiederholt Schmerzen in den Knien, hatte zu denen sich etwas später auch Hüftschmerzen dazugesellten. Ich suchte Hilfe bei einem Orthopäden, der Röntgenbilder meiner Knie machte, mir aber nicht weiterhelfen konnte, denn mit meinen Knien schien – so seine Diagnose – alles in Ordnung zu sein. Trotzdem kamen diese unangenehmen Schmerzen beim Laufen, Treppensteigen und zudem nach jeder Yogastunde wieder. So begann ich schließlich, meine Bewegungsgewohnheiten und meine Ausrichtung in den Yogahaltungen zu beobachten und zu erforschen. Ich verstand schließlich, dank meiner Yogaausbilderin Lucia Schmidt, dass ich in meiner eigenen Yogapraxis kontinuierlich meine Beinachsen falsch ausgerichtet hatte. Auf diese Weise hatte ich jahrelang meine Knie unwissentlich verdreht und damit falsch belastet. Durch sie lernte ich sehr viel darüber, was eine anatomisch sinnvolle Ausrichtung wirklich bedeutet. Sie gab mir zudem den wichtigen Impuls, die Yogahaltungen nicht nur anatomisch zu verstehen, sondern auch kritisch im Hinblick auf geläufige Anleitungen zur Ausrichtung zu hinterfragen.

So konnte ich den Grund für meine Schmerzen in den Hüftgelenken ebenfalls entlarven. Denn ich verstand, dass ich in vielen Asanas meine Hüftbeweglichkeit bis zum maximal möglichen ausreizte, meine Hüften dadurch überlastete, weil ich enormen Druck und damit Stress auf diese wichtigen Gelenke ausübte. Ich suchte den Austausch mit Kolleginnen aus der Yogalehrausbildung, die Zusatzausbildungen in

Sporttherapie und Physiotherapie besitzen, weil ich mehr wissen wollte. Letztlich verstand ich, dass ich auf dem besten Weg war, meine Hüftgelenke durch die Maximalbelastung beim Üben ernsthaft zu beschädigen. Ich zog für mich die Reißleine und übte mich in Achtsamkeit, Selbstfürsorge und Nachsicht meinem eigenen Körper und seinen Möglichkeiten gegenüber.

Die Knieschmerzen verschwanden glücklicherweise recht schnell, nachdem ich die anatomisch korrekte Ausrichtung der Beine und Beinachsen verstanden hatte und begann, diese Erkenntnis konsequent umzusetzen.

Ich habe zudem gelernt, noch besser auf meinen Körper und seine Signale zu hören. Denn der Körper kennt durchaus eine Vorstufe von Schmerz. Wenn wir lernen, auf diese feinen Signale von Unwohlsein zu hören, braucht unser Körper nicht mit Schmerz als letzte Warnung zu reagieren.

Auch meinen Hüftgelenken geht es mittlerweile wieder gut, denn ich vermeide die Extreme und habe mich von jeglichen Idealbildern der Asanas verabschiedet.

Auch falscher Ehrgeiz ist mir nicht fremd. Vor Jahren machte ich eine sehr schmerzhafte Erfahrung bei der Ausführung einer Sitzenden Grätsche. Ich zog mir einen Muskelfaserriss in der Oberschenkelmuskulatur zu, weil ich meine eigenen Grenzen nicht akzeptiert hatte und besessen von dem Wunsch nach Mehr übte. Die Heilung dieser Verletzung dauerte unbeschreiblich lange. Rückblickend bin ich über diese Erfahrung dankbar, denn sie war eine wichtige Lektion in Achtsamkeit und Selbstakzeptanz.

Meine eigene Fehler- und Schmerzgeschichte hat mich unglaublich neugierig gemacht, die spezifische Yogaanatomie noch besser zu verstehen. Es macht mir große Freude, Yogahaltungen zu analysieren und zu erkennen, was in welcher Haltung tatsächlich wichtig ist und welche Aspekte der Ausrichtung in den Asanas einfach nur ein „Nice-to-have" sind, falls der jeweilige Körper dazu in der Lage ist.

Bei der Arbeit als Yogalehrerin fällt mir immer wieder auf, dass bestimmte Fehler unglaublich weit verbreitet sind. Und wenn ich mich austausche oder nachfrage, stelle ich mit Erschrecken fest, dass es sehr viele Yogaliebhaber und auch Yogalehrer gibt, die durch das Üben von Yoga körperlichen Schmerz empfinden, weil sie sich ungünstig und teilweise regelrecht unsinnig ausrichten, und auf diese Weise ernste Verletzungen riskieren.

Da ich seit Jahren als Referentin Yogalehrpersonen aus- und weiterbilde, fällt mir außerdem auf, dass viele von ihnen didaktische Anweisungen in ihrem Unterricht nutzen, die fragwürdig oder sogar unsinnig sind. Obwohl sich Yogapraktizierende gerne damit brüsten, dass es im Yoga kein Leistungsdenken und auch keinen Leistungsdruck gibt, schleichen sich in viele Anweisungen gegenteilige Aussagen hinein.

Dazu kommen didaktische Anweisungen, die sich an Idealbildern von Asanas und ihrer dogmatischen Umsetzung orientieren, was den Yogalehrenden vermutlich überhaupt nicht bewusst ist, weil sie es auf diese Weise selbst gelernt und erklärt bekommen haben. Mir ist klar, dass Yoga eine lange Tradition hat und viele sehr bestrebt sind, diese Tradition aufrecht zu erhalten, um das durch sie weitergegebene Wissen zu bewahren. Zu bedenken ist jedoch, dass es zu der Zeit, als Yoga entstanden ist, noch keine wissenschaftlichen Disziplinen wie Orthopädie, Sportmedizin, Physiotherapie oder Osteopathie gab. Meine Überzeugung ist, dass wissenschaftliche Erkenntnisse, wie das anatomische Wissen, das der Menschheit heute zur Verfügung steht, die Tradition des Yoga nur bereichern und vervollständigen können.

Dieses Buch soll dabei helfen, Yoga wirklich richtig zu üben und dadurch Verletzungen und gesundheitliche Beschwerden zu vermeiden. Es soll mit weit verbreiteten Mythen, Dogmen und Fehlinformationen aufräumen und in diesem Sinne diese so wichtige Aufklärungsarbeit leisten. Dies alles auf leicht verständliche Weise und ohne, dass dazu anatomische Vorkenntnisse nötig wären.

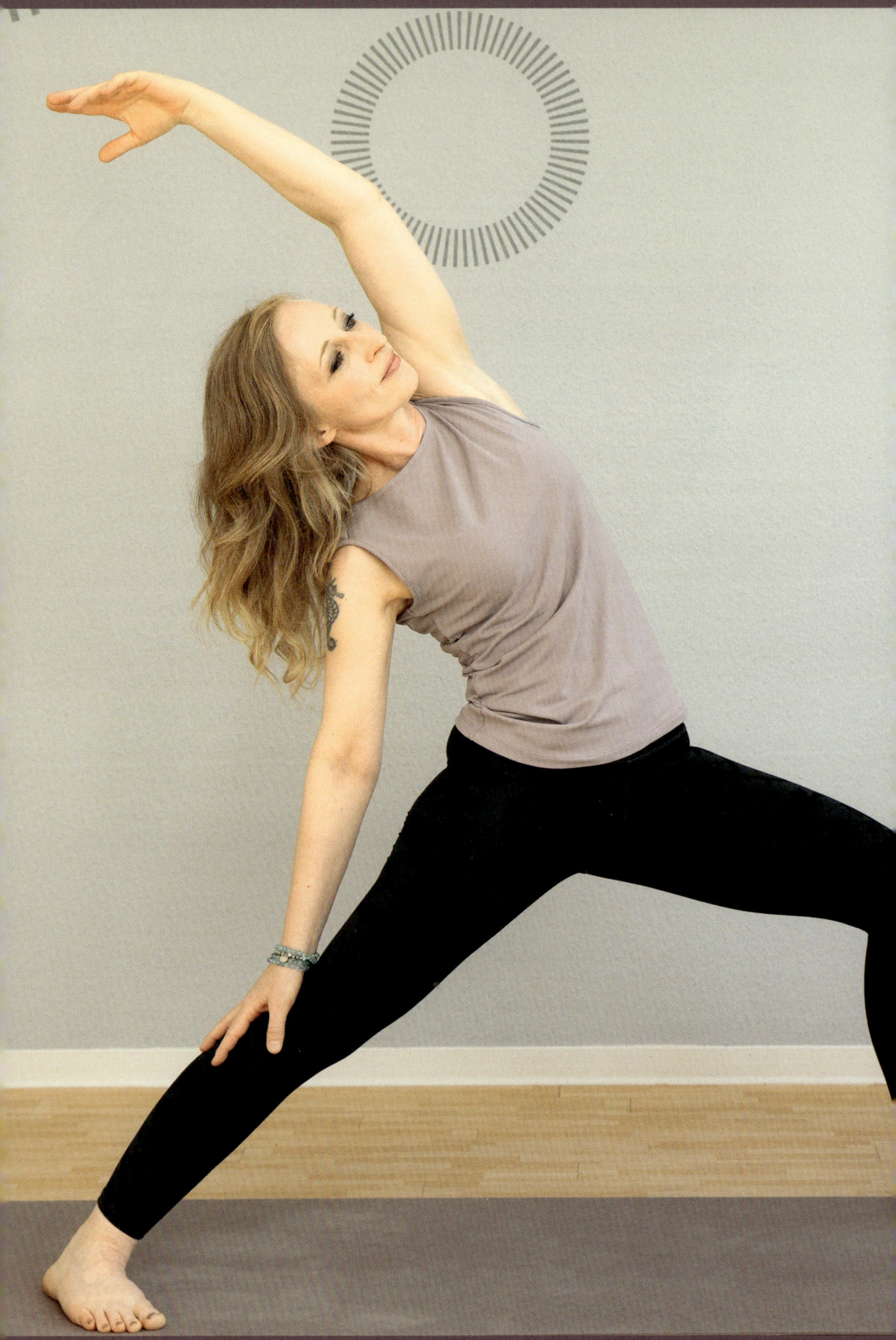

3 EINE KURZE GESCHICHTE DES YOGA

Yoga wird gerne als Bewegungslehre verstanden. Tatsächlich beinhaltet die Lehre des Yoga allerdings eine ganze Philosophie des Lebens, die weit über das Üben von Yogahaltungen hinaus geht. In Quellentexten des Yoga werden mitunter zahlreiche Asanas beschrieben und vorgestellt. Die „Hatha Yoga Pradipika" aus dem 13. oder 14. Jahrhundert nach Christus und die „Gheranda Samhita", die vermutlich aus dem 17. Jahrhundert stammt, gehören zu diesen alten Schriften (Yoga Vidya, 2023).

Insgesamt handelt es sich beim Yoga um einen spiritueller Weg für einen bewussten und bewusstseinserweiternden Lebensstil, der aus Indien stammt und zwischen 3.500 und 5.000 Jahre alt ist. Der Begriff „Yoga" ist abgeleitet von dem Verb „yui", was anschirren oder einjochen bedeutet. Beides sind Wörter aus der alten indischen Sprache Sanskrit. Damit bedeutet „Yoga" Einheit, Verbindung und Einssein und hat genau diese Erfahrung und Erkenntnis zum Ziel. Beim Yogaüben geht es damit um die Verbindung von Körper, Geist und Seele und ebenso um das Erkennen und Erleben des Verbundenseins mit allem, was ist.

Es ist spannend, dass sich die ursprüngliche Männerdomäne Yoga dahingehend verändert hat, dass inzwischen deutlich mehr Frauen als Männer Yoga praktizieren. In den Anfängen des Yoga war es Männern vorbehalten, sich in diese damals noch als geheim geltende spirituelle Lehre einweihen zu lassen. Nur Mitglieder der höchsten Kaste des Hinduismus, die so genannten Brahmanen, durften Yoga üben. Das hat sich im Laufe der Zeit mehr und mehr geändert. Der Yogameister Sri T. Krishnamacharya unterrichtete schließlich Indra Devi als erste Frau und bildete sie 1938 zur Yogalehrerin aus. Sie durfte von diesem bekannten Yoga-Guru lernen und wurde damit zur „First Lady des Yoga", denn sie trug dieses Wissen als eine bedeutende Yogapionierin weiter und leistete damit einen maßgeblichen Beitrag dafür, dass Yoga über die Grenzen Indiens hinaus zunehmend bekannt wurde. (Hindelang, 2023).

Bereits ab 1893, als Swami Vivekananda seine Rede vor dem Weltparlament der Religionen in Chicago hielt, verbreitete sich Yoga mehr und mehr (Goßmann &

Rübesamen, 2022). Der große Yogaboom setzte schließlich Mitte des 20. Jahrhunderts beginnend in den USA und Mexiko ein. Von dort aus setzte er sich in den Westen und dabei insbesondere in Europa fort.

Der wirtschaftliche Wert der Yoga-Branche wird aktuell auf rund 88 Milliarden US-Dollar geschätzt, Tendenz steigend (Jeong, 2024).

Inzwischen üben Menschen weltweit Yoga, ganz unabhängig von Geschlecht, Kultur, religiösem Hintergrund, sozialer Herkunft und finanziellen Möglichkeiten.

YOGA ALS WEG UND ZIEL

„Yoga ist kein Work-out, es ist ein Work-in. Und das ist der Sinn der spirituellen Praxis: uns lehrbar zu machen; unser Herz zu öffnen und unser Bewusstsein zu fokussieren, damit wir wissen können, was wir bereits wissen, und sein können, wer wir bereits sind."

Rolf Gates - Yogalehrer (Steinbach, 2019).

Eine der berühmtesten Yogaschriften ist das „Yoga Sutra" von Patanjali, einem indischen Gelehrten, der zwischen dem zweiten und vierten Jahrhundert nach Christus gelebt haben soll. Darin wird Yoga als Bewusstseinszustand beschrieben. Wenn die Gedanken zur Ruhe kommen und es in unserem Geist still wird, sind wir demzufolge im Zustand des Yoga. Und dies wird genau dann möglich, wenn wir achtsam sind und dadurch unsere Aufmerksamkeit voll und ganz darauf gerichtet ist, was im Hier und Jetzt geschieht. Dieses Erleben ist im Alltag ebenso möglich wie auf der Yogamatte, sei es bei der Ausführung von Asanas oder in eine Meditation versunken.

Patanjali beschreibt Yoga zudem als einen Weg, der insgesamt acht Stufen umfasst (Berufsverband Deutscher Yogalehrer, 1994). Diese könnte man zwar als Etappenziele beschreiben, doch sind sie vor allem verschiedene Aspekte auf dem von ihm beschriebenen Weg. Damit ist Yoga ein Zustand und gleichzeitig ein Prozess. Genauer gesagt, Weg und Ziel zugleich.

Diese philosophischen Hintergründe kennen viele nicht - und doch sind sie von Yoga begeistert und profitieren von seiner Wirkung. Die Frage ist, ob wir Dinge unbedingt ergründen und in ihrer Tiefe erforschen müssen, damit sie wirken können. Geht es nicht vielmehr beim Yoga darum, dass alles kann, aber nichts muss? Das würde bedeuten, dass es jedem Menschen, der Yoga für sich entdeckt, freisteht, ob er einfach nur praktisch üben oder sich auch der Philosophie und Geschichte dahinter beschäftigen will. Und wenn alles freiwillig ist - und genau das ist ein wichtiger Aspekt des Yoga -, dann sollte doch jeder Einzelne auch individuell und frei entscheiden dürfen, welche Techniken er gerne lernen und üben möchte.

Obwohl das Selbststudium und auch die Gewaltlosigkeit im Denken und Handeln feste Bestandteile des Yogaweges sind, weht in der Yogaszene ein scharfer Wind der Kritik. Genau diejenigen, die sich nicht nur mit der körperlichen Praxis des Yoga, sondern auch intensiv mit dem geistigen Aspekt und den philosophischen Hintergründen beschäftigen, scheinen häufig die größten Kritiker zu sein.

Doch wie anmaßend ist es, andere dafür zu verurteilen, dass sie Yoga nur auf der körperlichen Ebene üben und sich nicht auch mit der Philosophie beschäftigen? Ist es wirklich im Sinne des Yoga, zu behaupten, dass durch körperorientierte Yogastile die Philosophie und Spiritualität dieser Lehre verloren gehen? Wie verurteilend ist es, die eigene Yogapraxis als einzige Wahrheit zu sehen und über andere Varianten zu schimpfen? Warum sollte der eine Weg mehr wert sein als der andere, nur weil der eine traditioneller ist und der andere moderner, weil der eine Weg eine größere Anzahl an Aspekten und Methoden berücksichtigt und der andere weniger davon, was ihn aber nicht automatisch weniger effektiv macht?

Es wurden schon so viele Kriege in der Menschheitsgeschichte geführt aus ebensolchen Gründen der Arroganz und Verbohrtheit heraus - wir sollten in der eigentlich friedlichen Welt des Yoga nicht auch auf diese zurückfallen. In den berufsethischen Richtlinien der Yogalehrenden ist die Akzeptanz und Toleranz gegenüber Andersdenkenden und dabei auch anderen Yogastilen übrigens fest verankert.

Zusammenfassend kann gesagt werden, dass der moderne Yoga, wie er von immer mehr Menschen entdeckt und geschätzt wird, ein eher körperorientierter Yoga ist. Das passt wiederum hervorragend zu unserem aktuellen Lebensstil, der von Bewegungsarmut und viel zu vielem Sitzen geprägt ist. Zudem nimmt die Stressbelastung durch die Reizüberflutung im Außen und durch die Termindichte im Alltag immer mehr zu, sodass wir alle Meister im Denken, Grübeln und Uns-Sorgen-Machen geworden sind.

Hier gelingt es dem körperorientierten Yoga durch die vielfältigen Bewegungen und ausgiebigen Dehnungen die stressbedingte Anspannung aus dem Körper zu lösen. Und da viele Yogahaltungen komplex in ihrer Ausführung sind, erfordert dieser körperliche Yoga unsere ganze Konzentration, was aus dem Denken ins Spüren und Fühlen und letztlich in den Zustand des Yoga führt.

DER ACHTSTUFIGE WEG DES YOGA

> **„Der Weg des Yoga ist einzigartig. Yoga ist einzig und allein eine Erfahrung und die muss man erleben, um sie zu kennen."**
>
> *Patanjali – indischer Gelehrter (wasistYOGA, 2024).*

Patanjali beschreibt in seinem Werk „Yoga Sutra" einen insgesamt acht Stufen umfassenden Pfad, der zu der im Yoga angestrebten Einheitserfahrung von Körper, Geist und Seele führen soll (Trökes, 2014). Dabei macht das, was die meisten Menschen unter Yoga verstehen – die Asanas und das Meditieren – nur zwei dieser acht Stufen aus. Im Laufe des Lebens wird dieser Pfad nicht nur einmal, sondern immer wieder erfahren. Das Bild eines Kreises beschreibt diesen Stufenweg daher am besten, wobei die Stufen wie bei einer Wendeltreppe immer wieder neu aufeinanderfolgen (Berufsverband Deutscher Yogalehrer, 1994). In der Rezeption wird der achtstufige Weg jedoch meist als Treppe, Leiter oder Pyramide dargestellt.

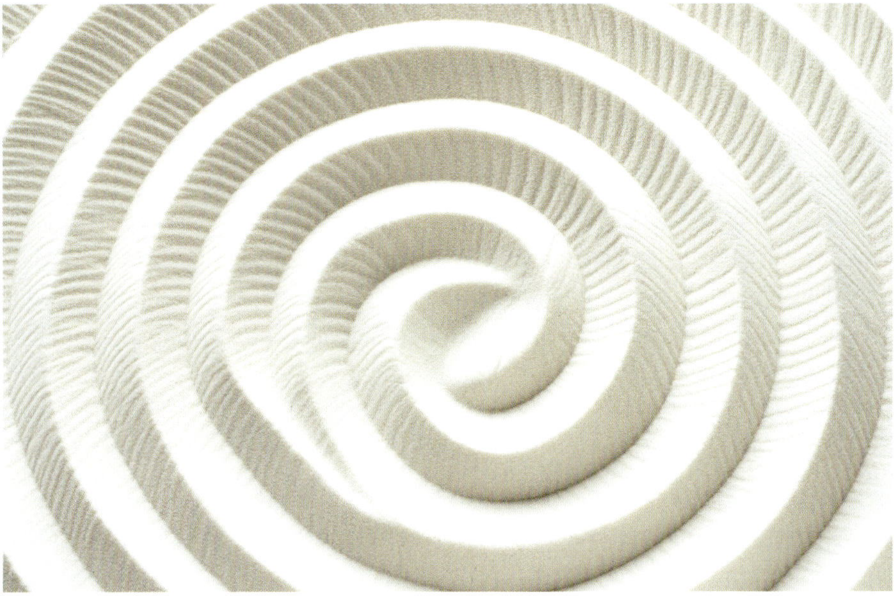

Patanjalis Stufenweg als Spirale

1. **Yama**
2. **Niyama**
3. **Asana**
4. **Pranayama**
5. **Pratyahara**
6. **Dharana**
7. **Dhyana**
8. **Samadhi**

IN DEN ERSTEN BEIDEN STUFEN *YAMA* UND *NIYAMA* SCHWINGT DAS SPRICHWORT MIT:

„Was du nicht willst, das man dir tu, das füg auch keinem anderen zu."

Besonders interessant ist, dass Verhaltensvorschläge beschrieben werden, die unsere innere Einstellung dem Leben, uns selbst und allen anderen Lebewesen gegenüber beeinflussen. Daher könnte man diese beiden Stufen als Anleitung für eine bewusste Lebensführung bezeichnen. Dieser Verhaltenscodex für unser Denken und Handeln stellt dabei keine Gebote oder Vorschriften dar, wie wir sie beispielsweise aus den großen Weltreligionen kennen. Es sind vielmehr Empfehlungen, die an unsere Einsicht appellieren (Trökes, 2014). Sie sollen uns dabei unterstützen, letztlich die höchste aller Stufen, Samadhi, zu erreichen. Diese stellt die Erfahrung und das Erkennen der Einheit von allem mit allem dar und wird daher häufig als „Einheitserfahrung" bezeichnet.

YAMA – DER UMGANG MIT ANDEREN

Es werden fünf Verhaltensregeln nach außen beschrieben. Dabei geht es um den Umgang mit anderen, dein Verhalten gegenüber der Umwelt und allen Lebewesen. Letztlich sind es deine Vorstellung von Ethik und Moral und deine inneren Einstellungen und Überzeugungen insgesamt, die in deinem Unterbewusstsein wirken und dein Verhalten nach außen bestimmen (Trökes, 2014).

Zusammenfassend könnte man auch sagen: „Behandle andere stets so, wie du selbst behandelt werden möchtest."

DIE 5 YAMAS:

- Gewaltlosigkeit, überlegtes und bedachtes Umgehen mit allem, was ist (*ahimsa*)
- Aufrichtigkeit in Worten, Gesten und Taten (*satya*)
- Nicht begehren, gierig sein oder stehlen, sondern die Fähigkeit kultivieren, uns von dem Wunsch nach Dingen zu lösen, die uns nicht gehören (*asteya*)
- Mäßigung und Selbstkontrolle, die Balance zwischen dem Bedürfnis und der Leidenschaft, dazu die Entwicklung einer gewissen Frustrationstoleranz (*brahmacharya*)
- Genügsamkeit und Selbstbeschränkung, nicht horten und nur das annehmen, was uns zusteht (*aparigraha*)

NIYAMA – DER UMGANG MIT DIR SELBST

Fünf Verhaltensregeln beschreiben den richtigen Umgang mit uns selbst. Auch hier geht es darum, unsere innere Haltung, die aus Erfahrungen und daraus geformten Glaubenssätzen und Überzeugungen besteht, zu erkennen, sie kritisch zu hinterfragen und gegebenenfalls zu verändern.

DIE 5 NIYAMAS:

- Innere Reinheit und Unvoreingenommenheit (*shaucha*)
- Zufriedenheit und Wertschätzung für alles, was wir haben und uns bisher gegeben wurde, Bewusstsein der Fülle anstelle des Mangels (*santosha*)
- Selbstdisziplin, Konsequenz und der Verzicht auf Unwichtiges (*tapas*)
- Selbststudium, Persönlichkeitsentwicklung und Selbsterkenntnis (*svadhyaya*)
- Vertrauen in eine Kraft, die uns beschützt und der Glaube, dass das Leben es gut mit uns meint (*ishvara pranidhana*)

ASANA – DIE KÖRPERLICHEN ÜBUNGEN

Diese Stufe umfasst das Üben von verschiedenen Yogahaltungen. Abgeleitet ist „Asana" vom Verb „as", was sitzen bedeutet. Deshalb ist die Annahme weit verbreitet, dass das Üben von Yogahaltungen ursprünglich zur Vorbereitung auf die Meditation diente, bei der man lange Zeit im Sitzen verbringen musste. Eine alternative Ansicht besteht darin, dass mit Asanas traditionell vor allem verschiedene Haltungen im Sitzen gemeint waren. Gut möglich ist auch, dass es bei den Asanas darum gehen soll, den Körper gesund und beweglich zu halten (Trökes, 2014). Da die Lehre des Yoga lange Zeit nur mündlich überliefert wurde, kann nur vermutet werden, mit welcher Intention die Yogahaltungen entwickelt wurden. Möglicherweise besteht diese aus mehreren oder allen der genannten Aspekte. Geübt werden sollen die Asanas nach Patanjali mit dem richtigen Maß an Anstrengung und Stabilität (*sthira*) einerseits und Mühelosigkeit und Leichtigkeit (*sukha*) andererseits. Es soll eine individuelle Balance beim Üben gefunden werden, weil Wahrnehmung und Empfindung zutiefst persönlich und individuell sind.

PRANAYAMA – DIE LEHRE DES ATEMS

Es geht um die Beherrschung und Lenkung des Atems und damit eingeschlossen der Lebensenergie. Hinter dem Begriff „Prana" verbirgt sich nämlich der Atem und ebenso die kosmische Energie, die alles Lebendige durchströmt. Schon vor Tausenden von Jahren erkannten die Yogameister, dass der Atem eine Art Schlüssel ist, denn er ist Ausdruck des Lebens und der Lebendigkeit, er spiegelt unser inneres Empfinden wider und beeinflusst in seiner Qualität zudem unsere Befindlichkeit und unseren Geisteszustand. Der bewusste Atem verbindet Körper, Geist und Seele und führt uns in einen von Achtsamkeit geprägten Zustand.

Bereits vor etwa 3500 Jahren sollen die Yogis damit begonnen haben, mit dem Atem zu experimentieren (Trökes, 2014). Sie haben eine Vielzahl an verschiedenen Atemübungen und -techniken entwickelt, mit dem Ziel, die Wahrnehmung dahingehend zu beeinflussen, einen höheren Bewusstseinszustand zu erreichen.

PRATYAHARA – DAS ZURÜCKZIEHEN DER SINNE

Durch Konzentration und die Ausrichtung nach Innen werden wir weniger von den Sinneseindrücken aus der Umwelt beeinflusst oder abgelenkt. Es geht um die Fähigkeit, willentlich abzuschalten und auch, ein bewusstes Wahrnehmen mit Hilfe der Sinne zu trainieren. Neurowissenschaftlich bewiesen ist, dass wir nur das bewusst wahrnehmen, was für uns auch eine Bedeutung hat (Trökes, 2014). So reagieren wir auf alles, was wir als positiv einstufen und mit entsprechenden Emotionen verbinden und ebenso auf alles für uns Negative. Wir nehmen also wahr und gleichzeitig entstehen Gefühle von Zustimmung und Begeisterung oder von Ablehnung und Widerstand. Wenn wir immer wieder das Zurückziehen der Sinne üben, vermeiden wir, zum Spielball unserer Emotionen zu werden. Anna Trökes (2014) nennt das den „Schildkrötenmodus". Denn alle Sinnesreize, ob sie nun positiv oder negativ von uns bewertet werden, lassen Unruhe in unserem Geist entstehen. Das liegt daran, dass sie automatisch Emotionen in uns entstehen lassen.

DHARANA – KONZENTRATION UND INNERE AUSRICHTUNG

Wir haben alle die Fähigkeit zur Konzentration, die übrigens auch trainierbar ist. Wenn wir dazu entschließen, unsere Aufmerksamkeit ganz bewusst auf eine Sache zu lenken und bei ihr zu bleiben, wird es im Geist ruhig (Trökes, 2014). Dies entspricht *Dharana* und ist somit das genaue Gegenteil von Multitasking. Fokussiert zu bleiben ist für den Geist jedoch eine echte Herausforderung, weil er die Tendenz hat, sich schnell ablenken zu lassen. Um dem entgegenzuwirken, ist es also unvermeidlich, Prioritäten zu setzen, sich auf ein Ziel auszurichten und sich auf das Wesentliche zu konzentrieren. Dafür ist es zuerst notwendig, zu lernen, was wirklich wichtig ist.

DHYANA – MEDITATION

Das Meditieren als Fortführung und Steigerung der in der sechsten Stufe erworbenen Konzentration und inneren Ausrichtung (*dharana*). In der Meditation geht es nicht mehr ums Tun, sondern nur noch um das Sein. Es ist ein Zustand purer Achtsamkeit und reinen Gewahrseins, in dem der Geist vollkommen wach und zugleich ruhig ist. Ein Gefühl des In-sich-selbst-Ruhens ohne Anstrengung wird erlebbar. Regelmäßige Meditation fördert Resilienz und Gelassenheit. Man lernt, auch im Alltag Beobachter des Geistes zu sein und sich von Emotionen abzukoppeln, damit man nicht mehr von ihnen beherrscht werden kann. Denn als Mensch kann man zwar eine Vielzahl an Emotionen empfinden und doch sind wir mehr als die Summe dieser Teile. Es gibt unzählige Formen von Meditation, die ganz nach den persönlichen Vorlieben genutzt werden können.

SAMADHI – EINHEITSERFAHRUNG UND ERLEUCHTUNG

Ein Bewusstseinszustand, in dem Einheit und Verbundenheit erfahrbar wird. Das können mystische Momente sein, in denen Erleuchtung erlebt wird und man plötzlich Dinge und Wahrheiten erkennt, die innerlich tief berühren. *Samadhi* ist etwas, was nicht trainiert werden kann, sondern geschieht, wenn die Zeit dafür reif ist. Durch die vorangegangenen sieben Stufen des Yogaweges kann aber der Weg dahin geebnet werden. Oft wird dieser Bewusstseinszustand auch mit Selbsterkenntnis beschrieben. Das, was im Dunkeln lag, also das Unbewusste in uns, lichtet sich und wir können schließlich erkennen, was im Verborgenen lag: das wahre Selbst (Trökes, 2014). Manche würden dies wohl als unsere Seele beschreiben.

DIE ENERGIELEHRE DES YOGA

Neben der Philosophie des Yoga, wie sie in dem achtstufigen Weg nach Patanjali beschrieben wird, stellt die Lehre der energetischen Anatomie ein weiteres wichtiges Konzept des Yoga dar. Diese Lehre besagt, dass es neben dem physischen Körper auch einen energetischen Körper gibt. Wir bestehen ebenso aus Energie, Gedanken und Gefühlen wie aus Materie und sind nicht nur fühlende, sondern vor allem auch spirituelle Wesen. Die physische, psychische und geistige Ebene werden als ein zusammenhängendes und in Wechselwirkung stehendes Ganzes verstanden.

Dabei befinden sich Teile dieses Energiesystems innerhalb des physischen Körpers, reichen aber über diesen hinaus. Durch den physischen Körper zirkulieren damit nicht nur die auf medizinischer Ebene bekannten Flüssigkeiten wie Blut, Lymphe und Liquor, die zerebrospinale Flüssigkeit des Rückenmarks, sondern auch die Lebensenergie Prana.

Der Mensch nimmt Prana durch Luft, Nahrung und Wasser in sich auf. Daneben beeinflussen unsere Denkweise, unsere Erfahrungen und die daraus resultierenden Überzeugungen mitsamt unseren Emotionen wie viel Energie uns zur Verfügung steht. So kann die Energie entweder frei im Körper zirkulieren, ins Stocken geraten oder sogar blockiert sein.

DIE KOSHAS – FÜNF ENERGIEHÜLLEN

Der menschliche Körper wird in der Energielehre des Yoga in insgesamt fünf Hüllen aus Energie unterteilt, die *Koshas* genannt werden und sich in ihrer Dichte und Ausprägung unterscheiden. Hierbei stellt unsere geläufige Definition des Körpers als rein physische Hülle nur die innerste dieser Schichten dar.

Der Begriff „Kosha" bedeutet einerseits „Hülle" oder „Schicht", andererseits „Gefäß" oder „Behälter". Die fünf einander umhüllenden Energieschichten ähneln im Aufbau den aus Russland stammenden bunt bemalten Matroschka-Puppen, die ineinander geschachtelt sind. Sie bestehen aus jeweils zwei Teilen und können wie ein Überraschungsei geöffnet werden, um dann im Inneren eine weitere Puppe in etwas kleinerer Größe zu finden und in dieser eine noch Kleinere und immer so weiter.

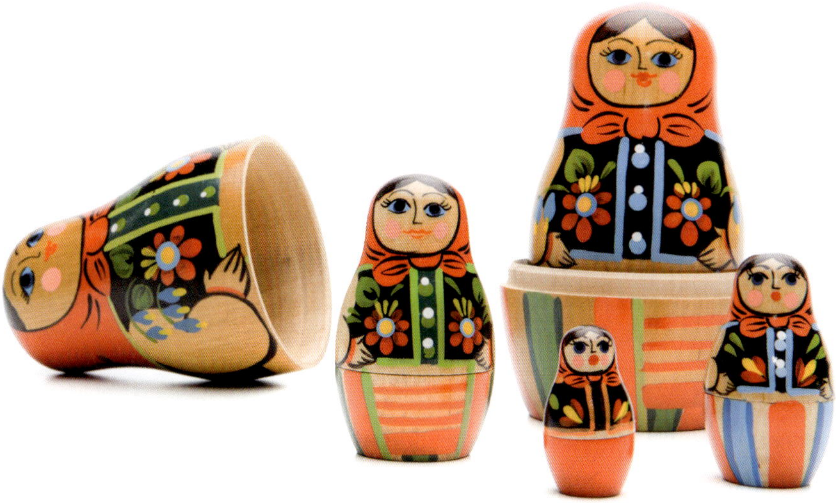

Matroschka Puppen aus Holz

Der physische Körper in Form von Materie stellt wie bereits erwähnt die innerste Schicht dar. Die Energie ist so verdichtet, dass sie die Form von Materie annimmt und damit sicht- und tastbar wird. Diese innerste Körperhülle ist umhüllt von insgesamt vier weiteren Schichten, die von innen nach außen immer feinstofflicher werden und über die gewöhnlichen Sinne nicht länger wahrnehmbar sind. Dabei werden physische, psychische und geistige Ebene weiter unterteilt, sodass letztlich fünf Ebenen unterschieden werden können:

Physische Ebene	Körper mit Organen, Knochen, Gelenken, Nervensystem, Hormonen, Stoffwechsel, Immunsystem
Energetische Ebene	Energielevel, Power, Durchhalte- und Durchsetzungsvermögen, Ausdauer, Kraft zur Regeneration
Emotionale Ebene	Lebensfreude, Gefühle, Emotionen
Geistige Ebene	Intellekt, Wissen, Konzentrationsfähigkeit, Gedankenkraft, Denkmuster, Kreativität, Intuition
Spirituelle Ebene	Lebensthemen, Bestimmung, Karma, Lektionen, besondere Gaben, Vertrauen in eine höhere Kraft

Das Modell der fünf Koshas (Yoga Vidya, 2023)

DIE CHAKREN – SIEBEN ENERGIEZENTREN

Innerhalb des physischen Körpers als innerste Körperhülle befinden sich mehrere Energiezentren. Die Wirbelsäule und das Becken als unsere Körperachse des physischen Körpers haben dabei eine zentrale Bedeutung: Entlang unserer Körpermitte liegen sieben Energiezentren, die so genannten Chakras oder Chakren. Der Sanskritbegriff Chakra (Singular) bedeutet „Rad" oder „Scheibe". Unsere Energiezentren sollen also rund sein und sich außerdem in sich drehen, damit die Lebensenergie Prana auch tatsächlich fließen kann. Die Energiezentren sind verbunden durch Energiekanäle, die Nadis genannt werden (Chana, 2023).

Die Darstellung des Chakrensystems mit sieben Hauptchakren und drei Hauptenergiekanälen ist jedoch eine vereinfachte. Tatsächlich sollen wir insgesamt 72.000 Nadis und auch deutlich mehr als nur sieben Energiezentren haben. Neben den sieben Hauptchakren und Hauptenergiekanälen sollen sich weitere Chakren und Nadis innerhalb des physischen Körpers und ebenso in den anderen vier Kosha befinden.

Der zentrale Energiekanal verläuft entlang der Wirbelsäule bis zur Kopfkrone und trägt den Namen Sushumna. Rechts und links von ihm schlängeln sich die Energiekanäle Ida und Pingala, die die weibliche und männliche Energie verkörpern, vom Fuß der Wirbelsäule bis zu den beiden Nasenöffnungen. Dabei überkreuzen sie sich jeweils auf Höhe der Chakren.

Jedes Chakra hat seine individuelle Aufgabe, sodass ihm Körperfunktionen, Organe, emotionale, geistige und spirituelle Aspekte zugeordnet werden. Darüber hinaus auch Elemente, Farben, Klänge und Lebensphasen. Jedes Chakra kann in Balance sein, in einer Überfunktion oder Unterfunktion. Dabei kann eine Unterfunktion bis hin zur Blockade reichen. Es gibt sogar den Ansatz, dass ein bestimmtes Chakra in jedem Menschen dominant ist und seine Persönlichkeit entsprechend beeinflusst, sodass man insgesamt sieben Chakra-Persönlichkeiten unterscheidet (Govinda, 2010).

Dem Herzchakra kommt eine besondere Bedeutung zu, da es sich im Zentrum des Chakrensystems befindet. Es verbindet die physische, materielle Welt mit der geistigen und spirituellen Welt. Damit ist unser Herz mehr als ein Körperorgan. Es erzeugt ein kraftvolles elektromagnetisches Energiefeld, das sich über die Grenzen des physischen Körpers erstreckt und mehrere Meter Durchmesser erreichen kann. Zudem verfügt das Herz über eine Vielzahl an Neuronen und hat demzufolge eine

Art eigenes Gehirn. Es kommuniziert über Emotionen und die dabei ausgeschütteten Botenstoffe mit unserem Kopfgehirn, wobei der Informationsfluss überwiegend vom Herz zum Gehirn erfolgt. Man könnte unser Herz neben seiner Aufgabe, das Blut durch unseren Organismus zu bewegen, als Gefühlssinn und damit als eigenes Sinnesorgan bezeichnen.

Durch das Praktizieren der Asanas, ebenso wie durch die Umsetzung der anderen Stufen auf dem achtgliedrigen Weg nach Patanjali, soll der Energiefluss in den Nadis harmonisiert werden. Das gleiche gilt für die Chakren: Man spricht von einem Öffnen der Chakren von unten nach oben. Wird schließlich eine Öffnung des Kronenchakras erreicht, kann Samadhi – die Erleuchtung und das Erkennen der Verbundenheit mit dem Göttlichen als höhere Kraft und allem Lebendigen – erfahren werden.

DIE SIEBEN HAUPTCHAKREN – ÜBERSICHT

Chakra	Lage	Farbe	Überfunktion	
Wurzelchakra *Muladhara Chakra*	Steißbein	rot	egoistisch, narzisstisch, tyrannisch, überheblich	
Sakralchakra *Svadhisthana Chakra*	Kreuzbein, Becken	orange	Negativität, Hemmungen, aufbrausend, Scham, Opferrolle	
Nabelchakra *Manipura Chakra*	Nabel, Bauch	gelb	urteilend, Workaholic, Perfektionist, Konkurrenzdenken, aggressiv, machtbesessen	
Herzchakra *Anahata Chakra*	Herz, Brustkorb	grün, rosa, gold	fordernd, überkritisch, launisch, melodramatisch	
Kehl- oder Halschakra *Vishuddha Chakra*	Hals, Kehlkopf	hellblau	arrogant, selbstgerecht, dogmatisch, Selbstinszenierung	
Stirnchakra oder „Drittes Auge" *Ajna Chakra*	Stirn, Punkt zwischen den Augenbrauen	blau, gelb, violett	manipulativ, autoritär, falscher Stolz, dogmatisch	
Scheitel- oder Kronenchakra *Sahasrara Chakra*	Oberhalb des Scheitels	violett, weiß	frustriert, eigene Kräfte zurückhalten	

	Unterfunktion	Balance
	unsicher, ängstlich, fehlende Zuversicht	zentriert, geerdet, voller Lebenskraft und Lebensfreude
	lethargisch, klammernd, Schuldgefühle	kreativ, freundlich, Optimismus tief empfinden können
	depressiv, verwirrt, fehlendes Vertrauen, Gefallsucht	mutig, durchsetzungsfähig, vergnügt, entspannt, innere Stärke, Selbstliebe
	Angst, Sorgen, para noid, unentschlossen	bedingungslose Liebe, dankbar, mitfühlend, freundlich, gütig, herzlich, hilfsbereit, das Gute sehen, Wunsch, Streben nach Gemeinwohl
	schüchtern, leise, inkonsequent, unzuverlässig	zufrieden, zentriert, kommunikativ, guter Redner, authentisch
	übersensibel, Angst vor Erfolg, undiszipliniert	charismatisch, intuitiv, keine Angst vor dem Tod, Zugang zur Quelle allen Wissens, hängt nicht an materiellen Dingen
	fehlende Freude, Entfremdung, verwirrt, unfähig, Entscheidungen zu treffen	Harmonie mit allem, was ist, Zugang zum Unterbewussten, mediale Fähigkeiten, Glaube an das Übersinnliche

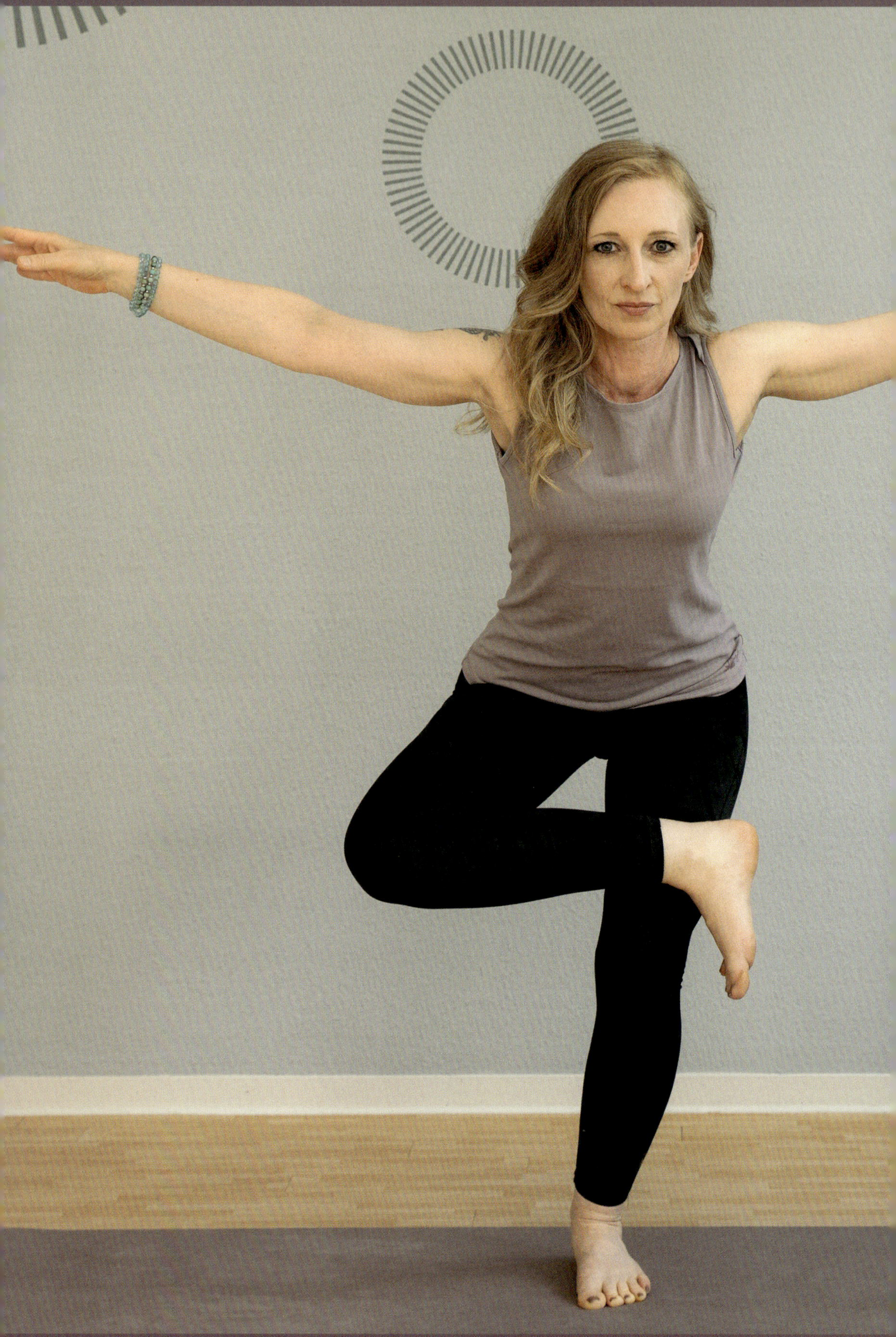

4 YOGA HEUTE

> **„Du musst nicht spirituell sein, sei einfach du selbst. Das ist das Spirituellste, was es gibt."**
>
> *Bahar Yilmaz – Coach und spirituelle Lehrerin (Yilmaz, 2024)*

Yoga hat sich in den letzten Jahrzehnten von einer ganzheitlichen Lebensphilosophie hin zu einer im Mainstream beheimateten Bewegungsschule entwickelt. Für viele ist Yoga ein Trendsport – und nicht mehr. Genau das wird von vielen erfahrenen Praktizierenden häufig aufs Schärfste kritisiert. Sie verstehen Yoga als spirituelle Lehre und Philosophie für einen bewussten Lebensstil. Genau darin liegen in der Tat auch die Wurzeln des Yoga, ebenso wie seine Intention. Der wahre Sinn und Zweck, die Essenz des Yoga würde durch den alleinigen Fokus auf die Körperübungen verloren gehen, scheint die größte aller Befürchtungen sein. Doch ist es nicht einfach großartig, dass immer mehr Menschen Yoga für sich entdecken? Und wenn die durchaus anspruchsvollen Körperübungen für viele Menschen zuerst einmal ein neues Sportprogramm sind, was neugierig macht, so sind sie dennoch eingetreten in den Raum des Yoga. Die Yogahaltungen selbst wirken durch die technische Ausrichtung und die Verbindung mit dem Atem automatisch tiefer und ganzheitlicher als ein gewöhnliches Workout. Genau das ist die Erkenntnis, die man früher oder später ganz automatisch macht, wenn man sich auf Yoga einlässt – auch wenn es zunächst allein das Praktizieren der Körperübungen ist.

Da Yoga auf so viele unterschiedliche Weisen geübt werden kann und es entsprechend unzählige Yogaformen gibt, könnte man doch auch sagen, dass jeder sein passendes Yoga finden darf. Und so üben die einen eben sportlicher und die anderen bewusst ganzheitlicher, die einen kraftvoller, die anderen sanfter. Die einen legen mehr Wert auf das Üben von Asanas, anderen ist das Meditieren wichtiger, das Rezitieren von Mantras oder das Studieren und Analysieren der alten Yogaschriften, Riten und Traditionen.

DIE LEIDEN UNSERER ZEIT

> **„Der Yoga passt sich dem Menschen an, nicht der Mensch passt sich dem Yoga an."**
>
> *Sri T. Krishnamacharya - Yogameister (1888-1989) (Koch, I., 2024)*

Unsere Welt und damit vor allem unser Alltag sind in den letzten Jahrzehnten um ein Vielfaches schneller geworden. Das mag merkwürdig klingen, weil ja logisch betrachtet niemand die Uhren schneller laufen lassen kann. Unsere Zeitmessung hat sich nicht verändert, unser Zeitempfinden allerdings schon. Geschuldet ist dieses hohe Tempo vor allem den neuen Medien und der zunehmenden Digitalisierung und Technologisierung.

Es ist noch gar nicht so lange her, da kommunizierte man über Festnetz und Briefe, wohingegen wir inzwischen dank Smartphones, Laptops und Tablets rund um die Uhr und beinahe an jedem Ort erreichbar sind. Und da man uns jederzeit kontaktieren kann, ist die Erwartung einer schnellen, wenn nicht gar umgehenden Antwort zum neuen Normal geworden.

Der Begriff des Multitasking ist nicht nur ein Modewort, sondern der Trend. Und obwohl wir durchaus merken, dass es nicht so richtig funktioniert, mit mehreren Bällen gleichzeitig zu jonglieren, tun wir es trotzdem immer wieder. Obwohl man sich noch vor nicht allzu langer Zeit darin übte, im Arbeitsleben Prioritäten zu setzen, um sich in den vielen täglich auf uns einprasselnden Aufgaben nicht zu verlieren, wirkt es inzwischen so, dass scheinbar alles wichtig geworden ist und alles zugleich Priorität hat.

Unser Geist hat grundsätzlich die Tendenz, sich leicht ablenken zu lassen. Das liegt einfach in seiner Natur. Wir neigen also im Grunde dazu, in Multitasking zu verfallen und mehrere Dinge parallel zu erledigen. Im Arbeitsleben mag das der

Steigerung des Bruttosozialprodukts auf den ersten Blick dienlich erscheinen, doch die Fehlerquote ist deutlich erhöht, wenn wir versuchen, uns auf mehreres gleichzeitig zu konzentrieren.

Letztlich verursachen diese vielfältigen Aufgaben, die möglichst alle und so schnell wie möglich und deswegen eben am besten gleichzeitig erledigt werden sollen, eine ordentliche Portion Stress und wirken sich negativ auf die Lebensqualität aus.

DIE GESTRESSTE GESELLSCHAFT

> **„Stress ist wie ein Gewürz – die richtige Menge bereichert den Geschmack eines Gerichts. Zu wenig lässt das Essen fade schmecken, zu viel schnürt einem den Hals zu."**
>
> *Donald A. Tubesing – Autor und Theologe (Gute Zitate, 2024)*

Immer noch wird gerne zwischen positivem und negativem Stress unterschieden. Treffender wäre es jedoch, Aktivität und Stress zu trennen. Wir können alle powern und das macht durchaus auch Spaß, wenn uns etwas wichtig ist und wir es gerne tun.

Stress hingegen aktiviert in uns ein Überlebensprogramm und versetzt uns in Alarmbereitschaft. Dieses Überlebensprogramm wird beschrieben als „Fight-Flight-Freeze"-Reaktion. Es geht also darum, schnell reagieren und entweder angreifen und kämpfen, flüchten oder sich verstecken oder totstellen zu können, um zu überleben.

Je schneller unsere Welt wird, umso höher wird auch unser Stresslevel. Und wir sind derart mit allem, was wir tun sollen und wollen, beschäftigt, dass viele nicht einmal realisieren, wie groß der Stress ist, unter dem sie leiden. Das wiederum liegt in der Natur der Sache.

Dieses biologische Programm dient eigentlich dem Zweck, unser Leben zu retten, wenn wir in Todesgefahr schweben. Leider aktiviert es sich auch dann, wenn wir uns aus welchen Gründen auch immer überfordert fühlen. Wir sind in diesem Zustand zu Höchstleistungen fähig, was bei einem solchen Notfallprogramm ja durchaus sinnvoll ist. Doch ist dieser Überlebensmodus nicht dazu gedacht, über einen längeren Zeitraum aktiviert zu sein.

Dauerhaft Stress zu empfinden, macht krank. So versteht die Traditionelle Chinesische Medizin das Entstehen von Krankheit als Fehlen von Harmonie und Balance, was im Stresszustand absolut zutreffend ist.

Schauen wir uns einmal genauer an, was im Körper passiert, wenn unsere „Fight-Flight-Freeze"-Reaktion aktiviert wird:

Der Blutdruck und die Pulsfrequenz steigen, die Nebennieren schütten vermehrt die Stresshormone Adrenalin, Noradrenalin und Cortisol aus. Diese Hormone aktivieren das sympathische Nervensystem, was den Körper in Alarmbereitschaft versetzt. Steht zu wenig Cortisol zur Verfügung, baut der Körper das Hormon Progesteron zu diesem um, was ungünstige Auswirkungen auf den Hormonhaushalt hat und letztlich auch die Schilddrüse aus dem Gleichgewicht bringen kann. Die Verdauung wird gedrosselt, weil diese in einem solchen Alarmzustand keine Priorität hat. Der Körper setzt Energie frei, die zu einem erhöhten Blutzuckerspiegel führt. Diese Energie wird hauptsächlich in die Extremitäten, also in die Arme und Beine geleitet, um besser kämpfen oder flüchten zu können. Die Grundspannung im ganzen Körper steigt an, was den Zellstoffwechsel stört und ins Stocken bringt. Denn durch diese erhöhte Spannung können Nährstoffe nicht mehr so gut von den Zellen aufgenommen werden. Ebenso werden auch Abfallprodukte und Schlacken nicht mehr so gut abtransportiert. Obwohl sich die Bronchien bei Stress weiten, wird die Atmung insgesamt flacher und schneller. Der Bedarf an Mikronährstoffen erhöht sich, was bei länger anhaltendem Stress schnell zu Mangelerscheinungen führen kann, bis hin zu Folgeschäden wie Depressionen, Burn-out-Syndrom, Osteoporose, Diabetes, nichtalkoholische Fettleber, Nebennierenerschöpfung und Herz-Kreislauf-Erkrankungen. Wir werden insgesamt anfälliger für Krankheiten, weil chronischer Stress das Immunsystem schwächt. Dadurch können schneller Entzündungen im Körper entstehen, wie Magenschleimhautentzündungen, Magengeschwüre, Reizmagen, Reizdarm oder eine Störung der Darmflora (Bundesministerium für Gesundheit, 2022). Auch auf unsere Gehirnfunktion und unser Empfinden hat Stress Auswirkungen, denn obwohl wir einerseits mental zu Höchstleistungen fähig sind, wird das logische Denken und die Fähigkeit, Dinge kritisch zu reflektieren, deaktiviert. Dadurch entsteht „Brainfog", eine Art Nebel im Kopf.

Da der Körper möglichst viel Energie zum schnellen Reagieren freisetzen will, wird diese auch aus dem elektromagnetischen Energiefeld unseres Herzens abgezogen, sodass in Folge die Herzensqualitäten Mitgefühl, Güte, Dankbarkeit und Vergebung fallen schwer. Auch unsere eigene Lebensfreude sinkt als Folge der vermeintlichen Bedrohung.

Wie gesagt sind Körper und Geist unter Stress gewissermaßen davon überzeugt, in Lebensgefahr zu sein, was uns zu Egoisten werden lässt. Schließlich geht es ja offenbar um Haut und Haar, um unseren Kopf und Kragen – und genau deshalb denken wir vor allem erstmal an uns selbst und unseren Vorteil.

DIE SITZENDE GESELLSCHAFT

> **„Das Leben ist zu aufregend, als dass man gemütlich in ihm herumsitzen dürfte."**
>
> *Peter Bamm – Arzt, Journalist und Schriftsteller (Gute Zitate, 2024)*

Unser Alltag ist nicht nur stressbelastet, sondern auch geprägt vom Sitzen. Viele Berufen werden sitzend ausgeführt, insbesondere Jobs, die in Büros oder im Homeoffice stattfinden. Schon im Kindergarten sitzt man am Bastel- oder Spieltisch, in der Schule dann im Klassenzimmer, während des Studiums in Hörsälen und Bibliotheken. Und auch in unserer Freizeit sitzen wir bei genauerer Betrachtung ausgesprochen viel, sei es auf dem Sofa, im Auto oder in Bus und Bahn. Wir sitzen im Restaurant, Café oder in der Bar, im Theater, an der Haltestelle und im Wartezimmer, im Kino, vor der Spielkonsole und auf der Zuschauertribüne im Fußballstation.

Die Bewegungsmonotonie des Alltags, wie sie sich vor allem, aber nicht ausschließlich in ausgiebigem und häufigem Sitzen zeigt, hat negative Auswirkungen auf unseren Körper und seine Fähigkeit zur Bewegung. Verspannungen und Verkürzungen von Muskeln sowie Verklebungen in den Faszien führen zu einer zunehmenden Unbeweglichkeit. Dadurch kann eine Abwärtsspirale entstehen und wir bewegen uns immer noch weniger, weil dies zunehmend mühsamer oder sogar schmerzhaft wird.

Die faszinierende Bewegungsvielfalt der Körperübungen des Yoga stellt damit einen hervorragenden Ausgleich für unsere von sitzenden Tätigkeiten geprägten Gesellschaft dar. Der Körper mit seinem Gewebe und seinen Strukturen wird umfassend und ausgiebig gedehnt, Muskeln dürfen aktiv sein, die ansonsten mehr reines Da- und Vorhandensein als Aufgabe und Zweck erfüllen, Knochen genießen die so wichtige Zug- und Druckbelastung einerseits und Entlastung andererseits und auch die Faszien, das Bindegewebe des Körpers, erhalten den Impuls, sich wieder zu einer insgesamt beweglicheren, flexibleren Struktur umzugestalten.

DIE GEBEUGTE GESELLSCHAFT

„Die richtige Haltung ist eine harmonische Verbindung mit dem Leben."

Dan Millman – ehemaliger Trampolinweltmeister und Sportlehrer (Zitate berühmter Personen, 2023)

Der Siegeszug der Handys und insbesondere der Smartphones, aber auch von Laptops und Tablets mag zwar viele Erleichterungen und Vorteile bieten. Die modernen Technologien haben allerdings mit Blick auf den menschlichen Körper auch Schattenseiten.

Durch wiederholtes und häufiges Einnehmen einer Sitz-Beuge- oder Steh-Beuge-Haltung trainieren wir uns eine Fehlstellung an, die nicht nur zu Schmerzen führen, sondern auch unser körperliches Erscheinungsbild verändern kann. Bei der Nutzung von elektronischen Geräten, allen voran der Smartphones, neigen wir dazu, den Kopf nach vorne zu senken und den oberen Rücken zu runden, sodass sich die Körperstatik verändert. Inzwischen ist ein eigenes Krankheitsbild entstanden: der so genannte Handynacken oder „Tech Neck".

Das Problem dieser Haltung besteht darin, dass die Halswirbelsäule auf unnatürliche Weise gekrümmt wird und die Schulter- sowie Halsmuskulatur eine übermäßige Belastung erfahren. Genauer betrachtet leiden Halsmuskulatur, Halswirbelsäule mit Wirbelkörpern und Bandscheiben, Schultern, Schultergürtel und Brustkorbvorderseite darunter. Halswirbel und Bandscheiben können sich durch die Fehlbelastung sogar verschieben. Das Gewicht des Kopfes zieht dabei konstant an den Nackenmuskeln, die dadurch überdehnt werden. Denn statt den vier bis sieben Kilogramm, die der Kopf eines Erwachsenen wiegt, wirken durch die Verkrümmung der Halswirbelsäule über 20 Kilogramm auf die Nackenmuskeln (Said, 2024). Die Muskeln in der Halsvorderseite wiederum werden zur Kontraktion gezwungen. Der Schultergürtel erfährt anatomisch ungünstige Zugimpulse und das Gewebe versucht, dem durch Anspannung entgegenzuwirken, was zu Verspannungen führt. Durch die nach vorne ausgerichteten Arme werden die Schultern ebenfalls nach vorne gezogen und die Brustmuskulatur kontrahiert automatisch und kann sich nicht nur verspannen, sondern sogar verkürzen. Je statischer und gewohnter diese Fehlhaltung wird, umso mehr baut sich das Fasziengewebe entsprechend um, denn es passt sich unseren Lebensgewohnheiten an, ganz ungeachtet dessen, ob wir unseren Körper dabei in anatomisch sinnvolle oder ungünstige Positionen bringen.

Beim Yoga üben ist die Länge und Aufrichtung der Körperachse grundlegend und eines der elementaren Ausrichtungsprinzipien. Durch das Ausrichten von Becken, Wirbelsäule und Kopf auf einer Linie nehmen wir eine anatomisch sinnvolle Haltung ein. Praktizieren wir also die Körperübungen des Yoga, wirken wir den beschriebenen Fehlhaltungen entgegen. Da sich das Körpergefühl durch Yoga verfeinert sowie die Koordinationsfähigkeit des Körpers gestärkt wird, kann zudem ein präventiver Beitrag geleistet werden, so dass erst gar kein „Tech Neck" oder ähnliche Krankheitsbilder entstehen.

BELIEBTE YOGASTILE

> **„In der Asana-Praxis lernen wir, jeden Atemzug zu schätzen, jede Zelle in unserem Körper zu schätzen. Die Zeit, die wir auf der Matte verbringen, ist Liebe in Aktion."**
>
> *Rolf Gates – Yogalehrer (Steinbach, 2019)*

In Europa und Nordamerika – der so genannten westlichen Welt – sind vor allem körperbetonte Yogastile beliebt. Die bekanntesten dieser Yogaformen sind Vinyasa Yoga, was auch oftmals Power Yoga genannt wird, Ashtanga Yoga und der klassische

Hatha Yoga. Aber auch moderne Yogaformen wie Jivamukti Yoga, Bikram Yoga, Anusara Yoga, Budokon Yoga und Mischungen aus Yoga und Tanzelementen zählen dazu (Jeong, 2024).

Ebenfalls wachsender Beliebtheit erfreuen sich etwas ausgefallenere Yogaformen wie Aerial Yoga, das mit Hilfe von großen von der Decke hängenden schlaufenförmigen Tüchern praktiziert wird sowie Acro Yoga, bei dem eine Person Asanas auf den nach oben gestreckten Füßen und Händen eines auf dem Rücken liegenden Partners übt.

All diese Yogastile verbindet die Körperorientiertheit. So verwundert es nicht, dass viele Menschen diese Yogaformen auch als körperliches Workout nutzen. Das Üben der Asanas bildet den Schwerpunkt dieser Yogapraktiken.

Auch wenn Yoga immer beliebter wird und man nun schlussfolgern könnte, dass deshalb immer mehr Yogastudios eröffnen, so liegt der Trend aktuell beim Yogaüben zu Hause. Rund 67 Prozent der Praktizierenden gibt laut Statistik an, Onlineyoga zu nutzen (Jeong, 2024). Dahinter verbergen sich verschiedene Angebotsformen wie Yogaunterricht, der per Livestream übertragen wird, Yogaunterricht in Form von Videos und sogar ganze Yogakurse im Videoformat, die mit Lernkontrollfragen nach jeder Übungseinheit durchlaufen werden können.

Die Kennzeichen der meisten dieser heute gefragten und zunehmend beliebteren Yogaformen sind ihre Dynamik und das Üben in Flows. Damit ist das Aneinanderreihen von Asanas zu ganzen Übungssequenzen gemeint, die meist atemsynchron praktiziert werden. Es sind ästhetische Abfolgen mit meist recht eleganten, geschmeidigen Übergängen. Atem und Bewegung verbinden sich in den Flows und ein meditativer Zustand entsteht.

Der bekannteste aller Yogaflows ist dabei der Sonnengruß (surya namaskar), der auch Sonnengebet genannt wird. Ihn gibt es in unzähligen verschiedenen Variationen.

WIE YOGA WIRKT

> „Man kann den Wert von Yoga nicht beschreiben. Man muss ihn erfahren."
>
> *B.K.S. Iyengar – berühmter Yogameister (1918–2014) (Steinbach, 2019)*

Die Worte des bekannten Yogameisters B.K.S. Iyengar beschreiben, wie wichtig es ist, Yoga zu erleben, es einfach auszuprobieren, um wirklich verstehen zu können, wie Yoga wirkt. Dennoch gibt es zahlreiche Studien, die sich mit der Wirkung von Yoga beschäftigen und diese erforscht haben (GEO, 2024; YogaMeHome, 2024). Was diese Studien allerdings nicht in Worte fassen können, ist das persönliche Erleben der Wirkung von Yoga auf psychischer und emotionaler Ebene.

Die Effekte einer regelmäßigen Yogapraxis können folgendermaßen zusammengefasst werden (GEO, 2024; Koch, J., 2014):

- Aktivierung der Selbstheilungskräfte
- Aktivierung des parasympathischen Nervensystems
- Aktivierung und Harmonisierung der Verdauung und des Stoffwechsels
- Deutliche Erhöhung des Endorphinspiegels
- Entspannungseffekt
- Erhalt oder Zunahme der körperlichen Beweglichkeit
- Erhöhung der Atemkapazität, Verbesserung der Atemqualität
- Erhöhung der emotionalen Ausgeglichenheit
- Erhöhung der Frustrationstoleranz
- Erhöhung der psychischen Stabilität
- Förderung von Resilienz
- Höhere Belastbarkeit und Stressresistenz
- Linderung der Symptome von ADHS, Depressionen und Posttraumatischer Belastungsstörung
- Linderung muskulärer Verspannungen und faszialer Verklebungen
- Muskulärer Kraftaufbau
- Reduzierung des Schmerzempfindens

- Reduzierung spannungsbedingter Schmerzen
- Senkung und Harmonisierung des Blutdrucks
- Senkung von Blutzucker- und Cholesterinspiegel
- Steigerung der Konzentrationsfähigkeit
- Stärkung des Immunsystems
- Stärkung des Selbstwertgefühls und des Selbstbewusstseins
- Stressabbau
- Verbesserung der Schlafqualität
- Verbesserung des Körpergefühls und des Körperbewusstseins

Stressreduktion und Entspannung gehören zu den bekanntesten Wirkungen von Yoga. Denn Yoga bringt aus dem Denken ins Spüren und Fühlen. Man könnte auch sagen, es führt uns raus aus dem Kopf, hinein in den Körper und mitten hinein ins Herz als Zuhause des Gefühlslebens. Yoga stärkt die Resilienz, was natürlich nicht bedeutet, dass man mit Yoga getrost noch mehr Stress aushalten kann, als es sowieso schon der Fall isr. Wer allerdings regelmäßig Yoga übt, regt sich nicht mehr so schnell auf, bleibt länger gelassen und innerlich entspannt und das persönliche Stressbarometer schlägt nicht mehr so schnell aus wie früher.

Auf körperlicher Ebene entspannt sich das Gehirn und findet aus dem so genannten aktiven Betazustand in einen entspannten Alphazustand. Die Gehirnwellen verlangsamen sich dabei, was auch Auswirkungen auf das vegetative Nervensystem hat. Dieses deaktiviert den Sympathikus, der immer dann aktiv ist, wenn wir in den Stressmodus fallen. Stattdessen wird der Parasympathikus aktiviert, was zur Folge hat, dass sich der Herzschlag verlangsamt, die Pulsfrequenz, der Blutzucker- sowie Cholesterinspiegel und der Blutdruck sinken. Die Verdauung und der Stoffwechsel werden angeregt, Stresshormone werden abgebaut und die Körperspannung sinkt auf ein harmonisches Level, was auch für den Zellstoffwechsel wichtig ist. So können Nährstoffe in die Zellen aufgenommen und Abfallprodukte abtransportiert und ausgeschieden werden. Weiter sinkt durch diese Entspannungsreaktion des Körpers das Schmerzempfinden und das Immunsystem sowie die Selbstheilungskräfte werden aktiviert. Wir fühlen uns ausgeglichen und zentriert (YogaMeHome, 2024).

Da der Atem im Yoga eine zentrale Rolle spielt, verändert sich auch die Atemqualität bei der regelmäßigen Ausführung der Yogaübungen. Dabei ist es nicht einmal notwendig, gezielt bestimmte oder gar ausgefallene Atemübungen zu praktizieren, wie sie im Pranayama, der Atemlehre des Yoga, praktiziert werden.

Allein das bewusste Atmen in der Asanapraxis verändert die Art und Weise, wie wir atmen. Während unter Stress der Atem eher flach und unregelmäßig wird, vertieft sich der Atem durch den Stressabbau, der während der Yogapraxis stattfindet. Damit geht eine höhere Sauerstoffaufnahme einher, die dem Körper und auch dem psychischen und emotionalen Befinden zugutekommen. Und durch das Erleben, dass der Atem auch willentlich beeinflusst werden kann und sich dadurch das Stressempfinden verändert, kann bewusste tiefe Atmen auch mehr und mehr in den Alltag übernommen werden.

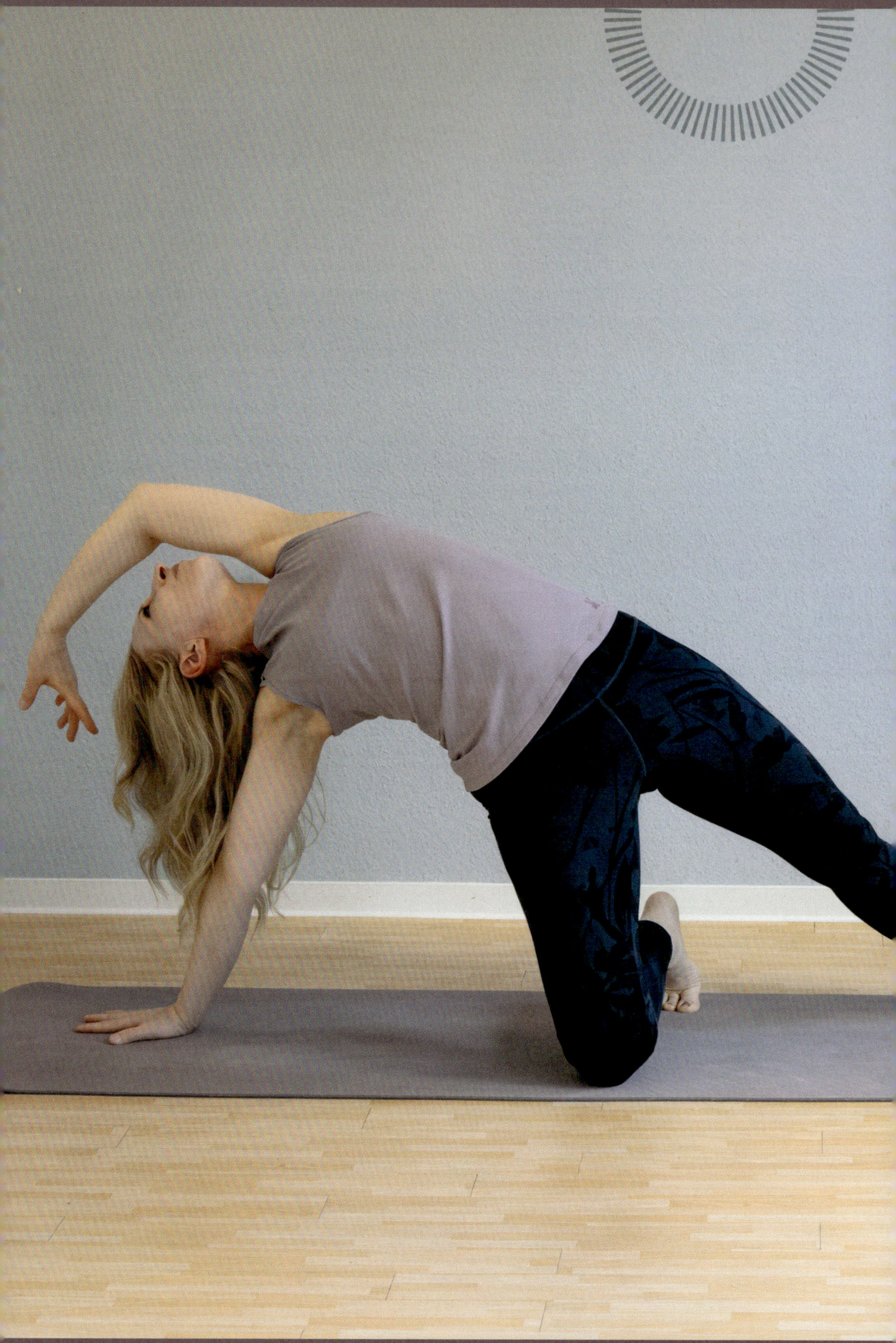

5 DIE SCHATTENSEITEN DES YOGA

> **„Wer zugleich seinen Schatten und sein Licht wahrnimmt, sieht sich von zwei Seiten und damit kommt er in die Mitte."**
>
> *Carl Gustav Jung – Psychiater (1875–1961)(Schlenzig, 2018)*

Gerade weil die meisten Yogastile körperbetont sind, steckt in der Ausführung der Yogahaltungen durchaus ein gewisses Gefahrenpotenzial. Wer nicht weiß, was bei der Ausrichtung des Körpers beachtet werden muss, lernt früher oder später die Schattenseiten des Yoga kennen.

Mein Eindruck ist, dass vielen Yogaliebhabern dieses Verletzungsrisiko nicht bewusst ist und sie auch nicht so richtig glauben wollen, dass ein solches besteht. In vielen Köpfen scheint die Überzeugung zu bestehen, dass Yoga gar nicht schaden kann, weil es doch nachweislich bei so vielen Beschwerden und Problemen hilft, was durch zahlreiche Studien belegt wird (YogaMeHome, 2024; GEO 2024). Genau deshalb wird Yoga auch zunehmend therapiebegleitend eingesetzt, ob bei verschiedensten physischen Krankheits- und Beschwerdebildern bis hin zu Krebs oder bei psychischen Themen wie in der Trauma-Arbeit, bei Burn-out, Essstörungen, ADHS oder Depressionen.

So erfreulich es ist, dass Yoga sich mehr und mehr in unserer Gesellschaft als wirksames Werkzeug zum Stressabbau und zur Linderung von vielerlei Beschwerden und Erkrankungen etabliert, so birgt das Üben der Yogahaltungen nichtsdestotrotz ein Gefahrenpotenzial für Verletzungen auf körperlicher Ebene, das nicht ignoriert werden darf.

DOGMATISMUS UND FANATISMUS

> **„Der Dogmatismus ist gänzlich unfähig, zu erklären, was er zu erklären hat – und dies entscheidet über seine Untauglichkeit."**
>
> *Johann Gottlieb Fichte – Philosoph und Theologe (1762-1814)*
> *(Aphorismen, 2009)*

Viele Menschen, die Yoga für sich entdecken, übernehmen blindlings Anleitungen und Anweisungen, auch wenn sie spüren, dass diese ihnen nicht guttun. Viele werden beim Üben auch von Konditionierungen und inneren Überzeugungen beeinflusst. Häufig ist dabei der Leistungsgedanke und -anspruch beteiligt, der Teil unserer gesellschaftlichen Normen ist.

Wirken Glaubenssätze in unserem Unterbewusstsein, die uns sagen, dass wir etwas leisten oder uns anstrengen müssen, um wertvoll zu sein, geliebt und anerkannt zu werden, lässt es die Yogapraxis nicht selten dogmatisch oder sogar fanatisch werden. Wir treiben uns und unseren Körper zu Höchstleistungen an, auch wenn seine Strukturen damit überfordert sind. So wird Idealvorstellungen von Asanas nachgeeifert, auch wenn der eigene Körper diese nicht erfüllen kann, oder die Yogapraxis wird nur dann als erfolgreich empfunden, wenn man dabei ins Schwitzen und an seine körperlichen und durchaus auch emotionalen Grenzen stößt. Dabei birgt ein solches dogmatische Üben die Gefahr, durch den dadurch resultierenden falschen oder übertriebenen Ehrgeiz und Perfektionismus zu Schaden zu kommen.

In Kapitel 7 wird auf dieses Thema auch in Bezug auf Yogalehrende eingegangen.

BEDEUTUNG DES KÖRPERGEFÜHLS

Ein großer Teil der Menschen, die mit Yoga beginnen, verfügen über ein eingeschränktes Körperbewusstsein. Sogar sportlich aktive Menschen können ein eher schwach ausgeprägtes Bewusstsein des eigenen Körpers haben. Denn wir können unseren Körper durchaus in Bewegung bringen, ohne wirklich bewusst wahrzunehmen, wie wir dies tun. Wir machen einfach, doch erspüren dabei nicht. Es handelt sich vielmehr um ein mechanisches Bewegen des Körpers ohne jegliche Achtsamkeit.

Das Körpergefühl verbessert sich zwar nachweislich, wenn regelmäßig die Yogamatte ausgerollt wird Doch wenn bestimmte Regeln nicht bekannt sind, können durchaus auch mit einer guten Körperwahrnehmung ungünstige Haltungen beim Yogaüben eingenommen werden, die wiederum zu Schmerzen oder sogar Verletzungen führen können.

SCHMERZEN – FEHLHALTUNGEN – VERLETZUNGEN

Mit den Schattenseiten des Yoga sind Schmerzen gemeint, das Antrainieren von Fehlhaltungen sowie Verletzungen des Körpers und seiner Strukturen. Zu diesen Strukturen zählen Muskeln, Sehnen, Bänder, Faszien, Knochen und Gelenke. Werden diese falsch oder zu stark belastet, reagiert der Körper mit Schmerzen.

DEFINITION SCHMERZ

Gemäß der Weltschmerzorganisation (International Association for the Study of Pain, IASP) ist Schmerz ein unangenehmes Sinnes- und Gefühlserlebnis. Schmerz ist mit einer tatsächlichen oder einer drohenden Gewebeschädigung im Körper verknüpft. Die Sinneswahrnehmung von Schmerz kann unterschiedlich sein und zum Beispiel als Stechen, Brennen, Bohren oder Ziehen empfunden werden. Zudem lässt sich Schmerz nach der empfundenen Intensität einordnen. Man verwendet dazu eine Schmerzskala von Null bis Zehn.

Körperlicher Schmerz als Sinneswahrnehmung ist zudem verknüpft mit Gefühlen. So kann Schmerz unter anderem als quälend, ermüdend, lähmend oder lästig empfunden werden. Die beiden Anteile Sinneserlebnis und Gefühlserleben sind untrennbar miteinander verbunden.

Damit kann Schmerz an sich grundsätzlich als Alarmsignal des Körpers verstanden werden. Er signalisiert, dass etwas nicht gut für uns ist, zu viel ist und wir damit sofort aufhören sollten. Schmerz ist, so unangenehm und leidvoll er sein kann, eine lebenserhaltende biologische Reaktion des Körpers. Er sichert unser Überleben, indem er tatsächliche oder drohende Gewebeschädigungen anzeigt (Deutsche Schmerzgesellschaft e.V., 2019).

Yogalehrer betonen zwar oft und gerne, dass Schmerzen auf der Yogamatte unerwünscht sind und nie über die Schmerzgrenze hinaus geübt werden sollte. Trotzdem spornen viele mit entsprechenden Formulierungen ihre Yogaschüler zu Höchstleistungen an - und das oft unbewusst.

Zu solchen Formulierungen zählen Sätze wie „Wenn dir das zu anstrengend ist, dann lege dein Knie am Boden ab.", „Wenn dir das zu viel ist, dann übe stattdessen die Kindeshaltung.", „Wenn du das nicht schaffst, dann übe fleißig weiter. Irgendwann kannst du das auch". Wenngleich Sätze wie diese gut gemeint sind und darauf abzielen, die Yogapraxis für alle Teilnehmenden anzupassen, so schwingt in ihnen ein gewisses Leistungsdenken mit.

Solcherlei unbedachte Aussagen legen die Vermutung nahe, dass im Unterbewusstsein des Yogalehrers destruktive Glaubenssätze mitschwingen, die ihn selbst zu Höchstleistungen auffordern. Und Yogaschüler mit ähnlichen inneren Überzeugungen werden dadurch entsprechend getriggert, über ihre körperlichen Grenzen hinauszugehen, um ihren eigenen „inneren Antreiber" zufrieden zu stellen.

Auch beim Üben von Asanas kann es zu einer Reihe weit verbreiteter Verletzungen kommen, deren Auswirkungen oft über einen längeren Übungszeitraum entstehen und häufig auch Langzeitschäden zur Folge haben. Wenn der Körper dann mit Schmerzen auf das falsche Üben hinweist, ist häufig bereits eine Verletzung entstanden. Manche dieser Verletzungen sind in ihrer Heilung langwierig oder sogar irreparabel.

Die Schattenseiten des Yoga zu kennen, hilft dabei, diese Fehler zu vermeiden. Und solltest du selbst den ein oder anderen Fehler gemacht haben, kann es tröstlich sein zu wissen und sich bewusst zu machen, dass du bei weitem damit nicht alleine bist.

DIE TYPISCHEN FOLGEN VON FALSCHEN YOGAPRAKTIKEN

SCHMERZEN...

- in den Handgelenken bis hin zum Karpaltunnelsyndrom durch falsches Stützen.
- in den Knien bis hin zu Verletzungen durch eine falsche Ausrichtung der Beinachsen oder fehlende Beweglichkeit der Hüftgelenke.
- in den Hüftgelenken bis hin zu Verletzungen und Arthrose durch Maximalbelastung über einen längeren Zeitraum.
- durch Zerrungen und Muskelfaserrisse in den Muskeln der Oberschenkelrückseiten durch zu intensive Dehnungen. Die englische Bezeichnung wäre „Hamstrings" und ist weit verbreitet unter Yogaübenden.
- durch ein blockiertes Iliosakralgelenk aufgrund einer falsch ausgerichteten Körperachse oder zu intensive Rotationen.
- im Nacken durch Überbelastung der Halsmuskulatur oder eine fehlerhafte Ausrichtung der Halswirbelsäule.
- im Rücken und eine Überlastung der Rückenmuskulatur durch fehlende Rumpfstabilität, Verkrümmungen bei Vorbeugen oder ungünstige Hebelwirkungen.
- in der Halswirbelsäule bis hin zu Verletzungen und Bandscheibenvorfällen durch Verkrümmung bei Vorbeugen oder Überbeanspruchung.
- in den Schultern bin hin zu Verletzungen durch Fehlbelastung in Form von Druck oder Stößen durch falsche Sprünge oder fehlerhaft ausgeführtes Stützen.

VERSTÄNDNIS SCHAFFT ERKENNTNIS

Um die Ursachen dieser weit verbreiteten und häufig vorkommenden Yogaverletzungen und Beschwerdebilder besser zu verstehen, ist es sinnvoll, einen genaueren Blick auf die Yogahaltungen und das Üben von Yoga zu werfen. Denn erst wenn wir verstehen, was falsch und was richtig ist, können wir lernen, Verletzungen wirklich zu vermeiden.

Mache dir keine unnötigen Sorgen, wenn du manche Regeln bisher nicht kanntest, denn aus Fehlern lernen wir bekanntlich am besten. Und auch wenn du bereits über Jahre hinweg Yoga praktizierst und nun feststellen solltest, dass du das ein oder andere im Grunde falsch gemacht hast, ohne Beschwerden zu entwickeln, bist du herzlich dazu eingeladen, deine Yogaübungspraxis auf anatomisch sinnvolle Weise weiterzuentwickeln und damit letztlich zu verbessern. So vermeidest du auch für die Zukunft das Auftreten von Beschwerden und das Entstehen von Verletzungen, auch wenn dein Körper dir bisher noch nicht signalisiert hat, dass du das ein oder andere lassen und anders machen solltest.

Die in diesem Buch vorgestellten Regeln und Ausrichtungsprinzipien sind für jeden Körper sinnvoll und ebnen dir den Weg, Yoga dauerhaft genießen zu können und von seinen positiven Effekten zu profitieren.

PROBLEMZONEN UND SCHWACHSTELLEN

> **„Probleme kann man niemals mit derselben Denkweise lösen, durch die sie entstanden sind."**
>
> *Albert Einstein – Physiker (1879–1955) (Gute Zitate, 2024)*

Bei falschem Üben können Teile und ganze Bereiche des Körpers zu Problemzonen werden, in denen Schmerzen entstehen und Verletzungen auftreten können. Mit Schwachstellen haben diese durch falsches Üben entstehenden Problemzonen jedoch wenig zu tun, denn durch eine anatomisch sinnvolle Übungspraxis werden diese Bereiche nicht zum Problem.

Der Begriff Schwachstelle impliziert, dass etwas trainiert werden muss, um es stärker oder beweglicher zu machen. Außerdem steckt in diesem Wort auch eine ordentliche Portion Schuldzuweisung. Wenn im Körper Schmerzen entstehen oder sogar Verletzungen auftreten, hat das nichts damit zu tun, dass dein Körper etwas falsch gemacht hat und als logische Konsequenz an den Folgen schuld ist. Vielmehr liegt es an deiner Art, mit deinem Körper umzugehen, dass er mit Schmerz darauf antwortet, um sich zu schützen. Denn Schmerz ist ein Warnzeichen und Alarmsignal, dass deinem Körper etwas zu viel ist und ihm deshalb schadet.

VERANTWORTUNG ÜBERNEHMEN

Entwickeln sich im Körper beim Yogaüben Problembereiche, ist unsere Selbstverantwortung gefragt. Wir werden unsere Probleme nicht beseitigen können, wenn wir noch härter und noch mehr trainieren, auf dass er stärker oder beweglicher werde. Dadurch entsteht einzig und allein noch mehr Belastung, noch mehr Druck und noch mehr Stress. Wir verschlimmern den Problembereich und auch den Fehler, den wir machen, weil wir ihn als solchen nicht erkennen. Wir sind bestrebt, Fehler zu vermeiden und wenn wir doch einen machen, ist uns das je nach Charakter mehr oder weniger unangenehm oder sogar peinlich, was Schamgefühle oder Wut auslösen kann. Manchen sind Fehler so sehr zuwider, dass sie viel Kraft und Energie aufwenden, sie aus ihrem Bewusstsein zu verdrängen. Dabei können sie dadurch nicht gelöst und auch nicht ungeschehen gemacht werden. Es ist Teil des Lebens und Menschseins, uns durchaus auch zu irren oder Entscheidungen zu treffen, die wir rückblickend als falsch oder ungünstig bewerten.

FEHLER SIND CHANCEN

> **„Fehler sind nur dann Fehler, wenn man nichts aus ihnen lernt."**
>
> *John Wooden – Basketballspieler und -trainer (Furst, 2024)*

Die Empfehlung lautet also, Fehler als Chancen neu zu definieren, um dich zu verbessern und Neues zu lernen und zu erkennen. In Bezug auf die typischen Yogafehler geht es zudem darum, deinem Körper zuzuhören, wenn er durch Schmerzen mit dir spricht, diesen Hilfeschrei ernst zu nehmen und liebevoll mit ihm umzugehen anstatt ihm den Schwarzen Peter der Schuld zuzuschieben.

Da es wahrhaft typische Fehler beim Yoga üben gibt, mache dir auch bewusst, dass du nicht alleine bist, sondern viele diese Fehler machen. Auch diese Erkenntnis kann dabei helfen, fehlerfreundlich und lösungsorientiert mit dir selbst umzugehen, anstatt dir Vorwürfe zu machen, die schlichtweg keinerlei Nutzen haben.

Jeder Mensch ist einzigartig. Das betrifft nicht nur unseren Charakter, unsere Stimme und unser Erscheinungsbild, sondern auch unser Skelett. Mache dir also bewusst, dass auch dein Körper einzigartig und individuell ist. Dementsprechend unterschiedlich sind unsere Proportionen, die Kraft unserer Muskeln, die Form unserer Knochen und Gelenke sowie deren Beweglichkeit.

FINDE DEIN YOGA

> **„Denke daran, dass es nicht wichtig ist, wie tief du in eine Haltung gehst – was wichtig ist, ist, wer du bist, wenn du dort ankommst."**
>
> *Max Strom – Yogalehrer (Steinbach, 2019)*

Idealvorstellungen von Yogahaltungen nachzueifern, macht wenig Sinn, wenn du begreifst, dass jeder Körper individuell ist. Es geht vielmehr darum, die für dich und deinen Körper passende Ausrichtung in den Asanas zu finden. Dies fordert nicht nur Achtsamkeit für die Signale deines Körpers, sondern ebenso Akzeptanz für seine Möglichkeiten und Grenzen.

Die oberste Prämisse beim Yoga üben sollte stets das Empfinden von Wohlgefühl und Genuss sein. Man könnte dies auch als ein innerlich empfundenes „Ja" beschreiben, dem gegenüber, was du im Moment auf deiner Yogamatte übst. Überprüfe auch immer wieder deine innere Haltung und Einstellung deinem Körper und deiner Yogapraxis gegenüber. Denn schließlich möchtest du dir mit deinem Yoga etwas Gutes tun anstelle dir zu schaden.

DIE TYPISCHEN YOGAFEHLER UND IHRE FOLGEN

Für einen grundlegendes Verständnis der typischen Yogafehler und ihrer Folgen, macht es Sinn, diese systematisch in den Blick zu nehmen. Gut dafür geeignet ist eine Sortierung anhand der Körperteile, in denen diese Fehler auftreten. Daher werden im Folgenden ausgehend von den Handgelenken die wichtigsten Körperbereiche durchgegangen.

Wichtig ist, zu begreifen, dass der Körper durchaus Vorstufen kennt, ehe er schließlich mit deutlich wahrnehmbaren Schmerzen auf falsches Üben reagiert. Es ist also möglich, falsch zu üben, ohne dass der Körper unmittelbar mit Schmerz reagiert, denn er kann Übungsfehler zum einen eine gewisse Zeit hinnehmen und zum anderen ist in Folge einer falschen Übungspraxis oft Knorpelgewebe betroffen, das nicht innerviert ist und somit auch nicht mit Schmerz als Alarmsignal reagieren kann.

Grundsätzlich sind die großen Gelenke des Körpers – eine ausführlichere Betrachtung dieser erfolgt im sechsten Kapitel – vor allem von Fehlern in der Yogapraxis betroffen, aber auch die Wirbelsäule, die Verbindung der Wirbelsäule mit dem Becken durch das Iliosakralgelenk, die Anatomie der Füße und verschiedene Muskelgruppen können in Mitleidenschaft gezogen werden. Das kann sich in unangenehmen Körperempfindungen äußern, die mit Gefühlen von Unwohlsein und inneren Widerständen einhergehen oder auch mit Körperempfindungen, wie unangenehmem Druck, Ziehen oder Spannungsgefühlen.

HANDGELENKE

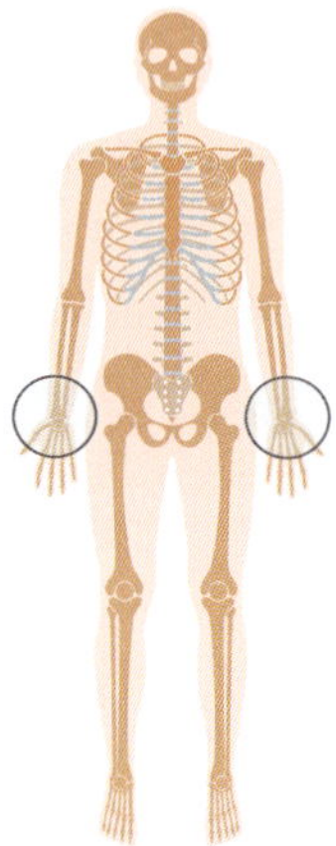

Gerade bei Yogaanfängern sind Schmerzen in den Händen und vor allem in den Handgelenken sehr weit verbreitet. Zahlreiche Yogahaltungen beinhalten ein Abstützen der Hände auf dem Boden. In unserem Alltag kommt dies selten vor, weshalb diese Technik eine ungewohnte Aufgabe für unseren Körper darstellt.

Viele Menschen haben zudem eine eingeschränkte Beweglichkeit in ihren Handgelenken. Dies kann durch frühere Unfälle und daraus resultierende Verletzungen entstanden sein oder auch durch einseitige Belastung der Handgelenke wie beispielsweise exzessive Handynutzung oder viel Computerarbeit. Zwingst du deine Handgelenke trotz ihrer eingeschränkten Beweglichkeit zum Stützen, entsteht viel Druck in den Gelenken und der Körper reagiert mit Schmerzen.

Häufig ist auch das falsche Abstützen, bei dem die Handflächen und Finger eher passiv bleiben. Auch hierbei entsteht viel Druck und damit eine starke Belastung auf die Handgelenke und Schmerzen sind die Folge.

Durch das Abknicken der Handgelenke, was beim Stützen automatisch entsteht, kann auch einer der Handnerven komprimiert werden, was zu Taubheitsgefühlen in den Händen führen kann.

YOGAHALTUNGEN MIT FEHLERPOTENZIAL:

Brett / Planke	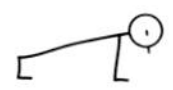	Liegestütze (*Chaturanga*)	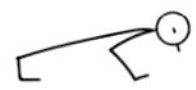
Handstand	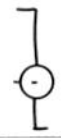	Rockstar	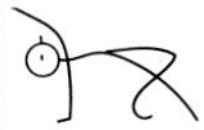
Herabschauender Hund	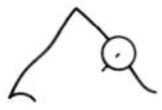	Schiefe Ebene / umgedrehtes Brett	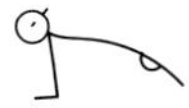
Heraufschauender Hund	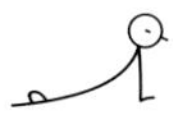	Seitstütz	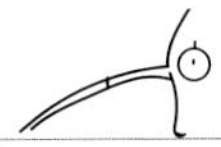
KatzeKuh	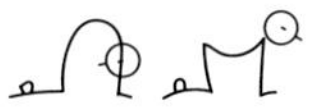	Tisch	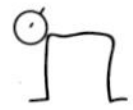
Krähe und andere Handbalancen	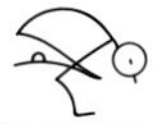	Vierfußstand	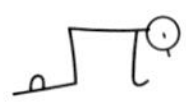

MÖGLICHE FOLGEN:

Schmerzen, Taubheitsgefühle, Sehnenscheidenentzündung, Karpaltunnelsyndrom

SCHULTERN

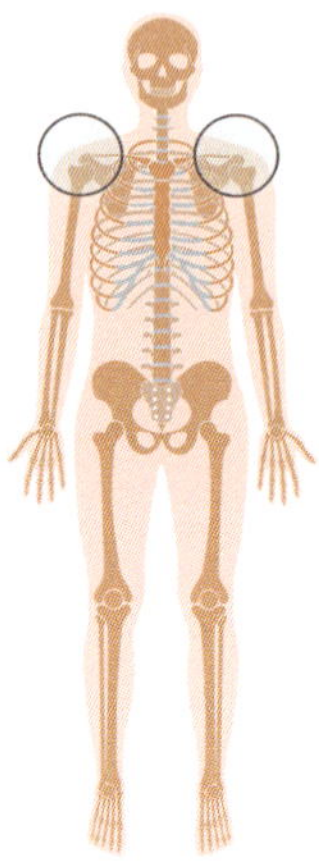

Die Schultern sind relativ instabile Gelenke. Muskeln und Sehnen sowie Bänder halten gemeinsam die Schultergelenke zusammen und vor allem den Oberarmknochen in der Gelenkpfanne. Als Ganzes werden sie als Rotatoren-Manschette bezeichnet.

Das Abstützen mit den Händen beansprucht auch die Schultergelenke. Fehlt hierbei die anatomisch sinnvolle Ausrichtung, werden diese ungünstig belastet und es entsteht Druck im Gelenk, was zu Schmerzen und Verletzungen führen kann.

In manchen Yogastilen werden außerdem recht akrobatische Sprünge von einer Yogahaltung in die andere geübt, wodurch die Schultern durch die Stoßbelastung beim Landen verletzt werden können. Ebenso kann eine ungünstige Ausrichtung oder Bewegung der Arme die Schultern belasten und schädigen.

Auf Dauer ungünstig ist auch das Nach-Oben-Ziehen der Schultern in Richtung Ohren. Dies geschieht häufig aus Unachtsamkeit beim Anheben der Arme und hat Verspannungen zur Folge, es besteht jedoch keine Verletzungsgefahr. Es ist trotzdem sinnvoll, sich immer wieder daran zu erinnern, die Schultern zu entspannen, wenn die Arme angehoben werden oder über dem Kopf ausgerichtet sind.

YOGAHALTUNGEN MIT FEHLERPOTENZIAL:

Brett / Planke	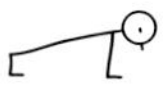	Liegestütz (Chaturanga)	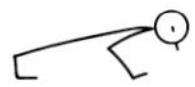
Delfin	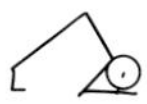	Rockstar	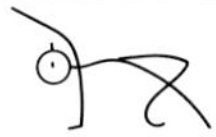
Handstand	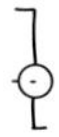	Seitstütz	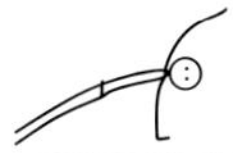
Herabschauender Hund	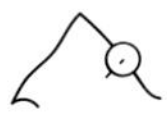	Seitwinkel mit dem Unterarm auf dem Oberschenkel	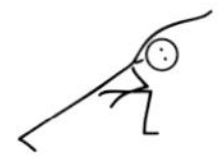
Heraufschauender Hund	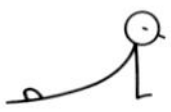	Sphinx	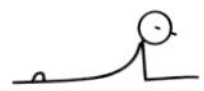
Katze-Kuh	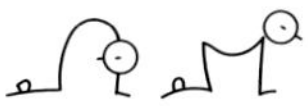	Übergang Liegestütz - Heraufschauender Hund	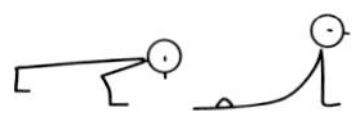
Kopfstand	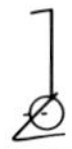	Vierfußstand	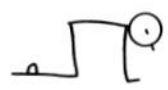

MÖGLICHE FOLGEN:

Schmerzen, Muskelentzündungen durch Sehnenverletzungen, Sehnenanrisse, Sehnenabrisse, Schleimbeutelentzündungen, Schulterverkalkungen, Impingement-Syndrom der Schulter (Schulterenge), Frozen Shoulder (Schultersteife)

NACKEN

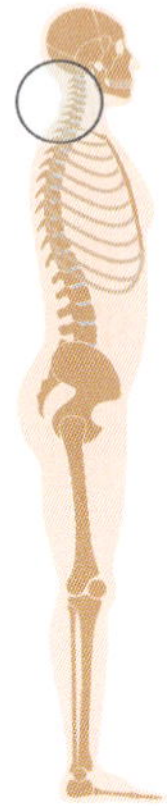

Der Nacken verbindet die Halsrückseite und damit die Halswirbelsäule mit dem Schultergürtel im Oberkörper. Durch den Nacken verlaufen auch zahlreiche Nerven, die mitunter mit den Augen, dem Kiefer und der Zunge verbunden sind. Es besteht also ein enger Zusammenhang zwischen diesen Körperteilen.

Stressbedingt und auch durch im Alltag antrainierte Fehlhaltungen wie zum Beispiel der Handynacken leiden ohnehin sehr viele Menschen an Verspannungen der Nackenmuskulatur.

Auch beim Üben der Yogahaltungen kann sich der Nacken verspannen. Das liegt daran, dass viele Yogis das Kinn in Rückwärtsbeugen stark anheben beziehungsweise den Kopf in den Nacken fallen lassen, um auf diese Weise die Rückwärtsbeuge intensiver zu machen, was jedoch nicht dem Sinn und Zweck dieser Übungen entspricht. Dadurch müssen sich die Nackenmuskeln anspannen und können sich sogar verspannen und verkrampfen. Je weniger Kraft die Muskeln in der Halsvorderseite haben, umso mehr spannen sich die Nackenmuskeln mit an, um das Defizit auszugleichen.

Auch in Drehbewegungen geschieht es häufig, dass der Kopf so weit wie möglich mitgedreht wird und dies dann einfach eine Überforderung der Halswirbelsäule und Halsmuskulatur ist, die sich infolgedessen verspannt.

In vielen Standhaltungen des Yoga wird traditionell der Blick (Drishti) nach oben angeleitet, was die Nackenmuskulatur und auch das Nervensystem stresst, wenn die Halswirbelsäule in diesen Drehbewegungen nicht in ihrer Achse ausgerichtet ist.

Der Nacken verspannt sich ebenfalls, wenn unbewusst die Schultern in Richtung Ohren gezogen werden, anstatt sie zu entspannen, wie es beim Überkopfheben der Arme häufig passiert.

YOGAHALTUNGEN MIT FEHLERPOTENZIAL:

Anahata Asana / Puppy Pose	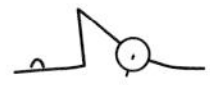	Heraufschauender Hund	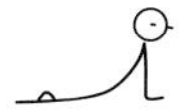
Berghaltung mit gehobenen Armen	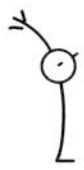	Kamel	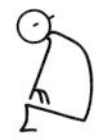
Bogen	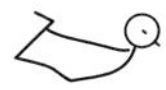	Krieger 1	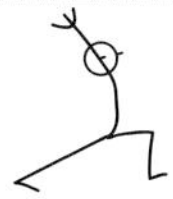
Drehsitz	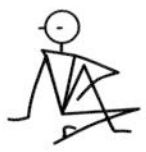	Krieger 2	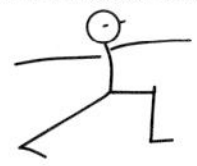
Dreieck	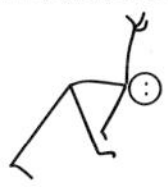	Kobra	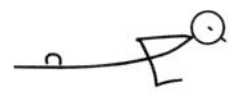
Fisch	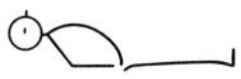	Langer Rücken / Halbe Vorbeuge	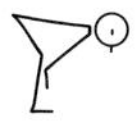
Friedvoller Krieger (reverse warrior)	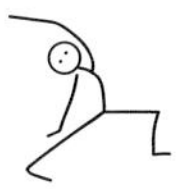	Schiefe Ebene / Umgedrehtes Brett	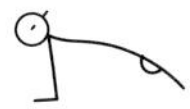
Gedrehter Seitwinkel	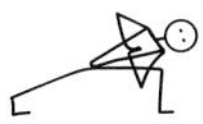	Schulterbrücke	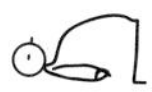
Gedrehtes Dreieck	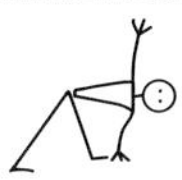	Seitwinkel	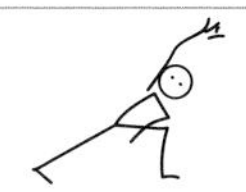
Halbmond	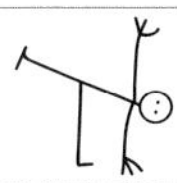	Tisch	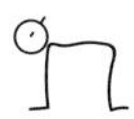
Herabschauender Hund	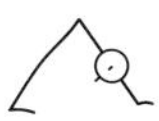	Vogel	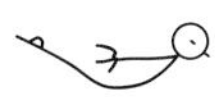

MÖGLICHE FOLGEN:

Schmerzen im Nacken, Kopfschmerzen, Migräne, Bewegungseinschränkungen, Muskelverspannungen im Hals, Nacken und Schultergürtel, Schwindel, Muskelverspannungen im Kieferbereich, Wirbelblockaden, Verschlechterung der Sehkraft, Bandscheibenvorfall in der Halswirbelsäule

WIRBELSÄULE

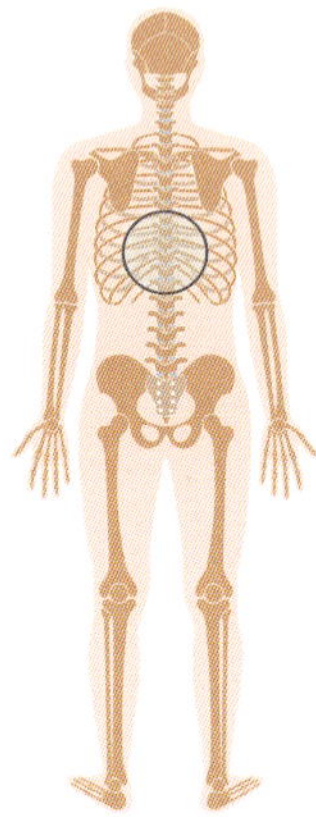

Die Wirbelsäule besteht aus 24 beweglichen Wirbeln und 23 Bandscheiben. Sie wird in fünf Segmente unterteilt: Halswirbelsäule, Brustwirbelsäule, Lendenwirbelsäule, Kreuzbein und Steißbein. Zwischen den einzelnen Wirbelkörpern befinden sich die Bandscheiben. Sie dienen als Stoßdämpfer und zählen zum Knorpelgewebe.

Werden in Drehhaltungen das Becken und die Wirbelsäule nicht in die Länge und Aufrichtung geführt, können ungünstige Belastungen auf die Wirbelkörper und Bandscheiben entstehen.

Besonders problematisch ist das für Menschen, die eine instabile Wirbelsäule durch Gleitwirbel haben. Die benötigte Rumpfstabilität erreichst du durch das Aktivieren der Bauchmuskeln.

Auch bei Vorbeugen sowie Rückwärtsbeugen ist eine Aufrichtung des Beckens und der Wirbelsäule als Ausgangsbasis wichtig, weil sonst ebenfalls ungünstige Druckbelastungen durch Kompression riskiert werden. Schmerzen können die Folge sein und bei falsch ausgeführten Vorbeugen sogar Bandscheibenvorfälle.

YOGAHALTUNGEN MIT FEHLERPOTENZIAL:

Drehungen im Liegen / Krokodilhaltung	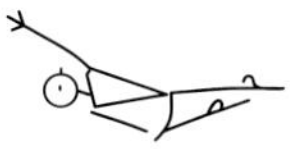	Gedrehtes Dreieck	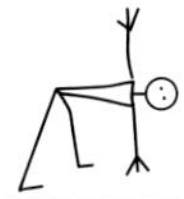
Drehung des Oberkörpers im Krieger 1 (Variante Krieger 1)	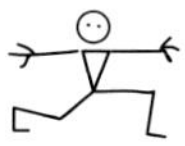	Gedrehter Halbmond	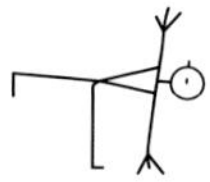
Drehungen im Sitzen (Schneidersitz, Fersensitz)	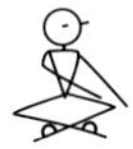	Gedrehter Seitwinkel	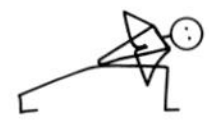
Drehsitz	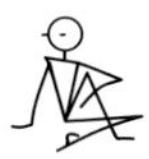	Twist aus dem Vierfußstand	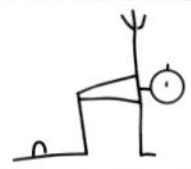
Gedrehter Blitz	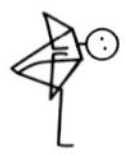	Windmühle (Drehung in der breiten Grätsche)	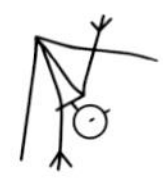

MÖGLICHE FOLGEN:

Schmerzen, Blockade im Iliosakralgelenk, Muskelverspannungen, verschobene Wirbel, Wirbelblockaden, Bandscheibenvorfall

HALSWIRBELSÄULE

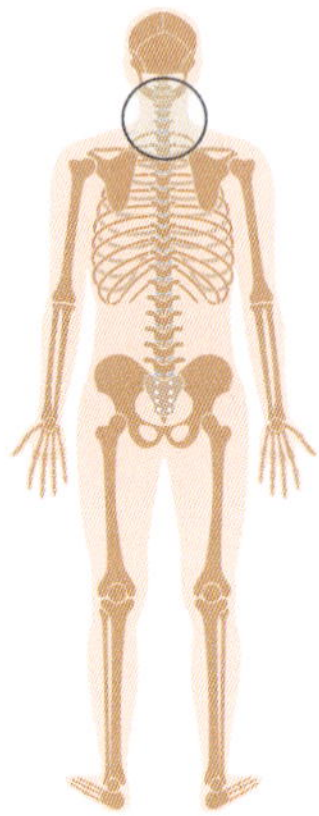

Die Halswirbelsäule verbindet den Rumpf mit dem Kopf. Sie besteht aus sieben Wirbeln, zwischen denen als Polster Bandscheiben liegen. Muskeln stabilisieren die einzelnen Wirbelkörper und die gesamte Halswirbelsäule. Sie hat vor allem die Beweglichkeit des Kopfes zur Aufgabe.

Stress führt häufig zu Verspannungen im Nackenbereich, was die Halsmuskulatur aus dem Gleichgewicht bringt. Viele Menschen haben zudem eine vorbelastete Halswirbelsäule, weil sie in ihrem Leben Unfälle wie Stürze oder ein Schleudertrauma erlebt haben. Dabei können Bänder gerissen, Wirbel blockiert, verschoben oder verletzt und Bandscheiben geschädigt worden sein.

Oft ist diese Vorbelastung, die zur Instabilität der Halswirbelsäule führen kann, den Betroffenen überhaupt nicht bewusst. Zudem gibt es Menschen, die so genannte Gleitwirbel haben, was die Wirbelsäule instabil macht.

Jede Halswirbelsäule hat außerdem eine individuelle Beweglichkeit, sodass bestimmte Yogahaltungen aufgrund der durch sie entstehenden Belastung der Halswirbelsäule nicht für jeden geeignet sind.

Wird die Halswirbelsäule durch zu intensives Vorbeugen, Rückwärtsbeugen, Rotationen oder eine Kombination aus diesen Bewegungsrichtungen zu stark beansprucht und überfordert, kann es in der Folge zu Schmerzen und Verletzungen kommen.

In vielen Yogahaltungen wird der Blick (Drishti) traditionell nach oben gerichtet. Dies erfolgt in einigen Asanas durch die Rotation der Halswirbelsäule. Dabei besteht die Gefahr einer Überbelastung der Halswirbelsäule, wenn diese nicht korrekt in ihrer Länge ausgerichtet ist, ehe die Rotation erfolgt.

YOGAHALTUNGEN MIT FEHLERPOTENZIAL:

Anahata Asana / Puppy Pose	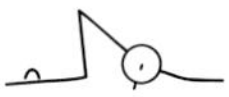	Kopfstand	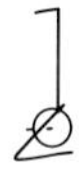
Drehsitz	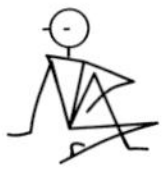	Krieger 1 - mit Blick nach oben	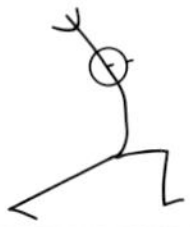
Dreieck	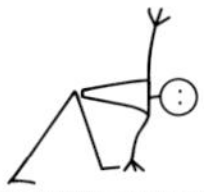	Langer Rücken / Halbe Vorbeuge	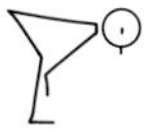
Fisch	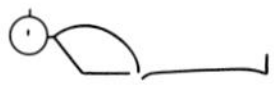	Rockstar	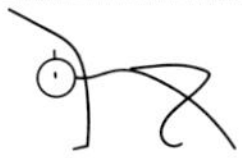
Ganzes Rad	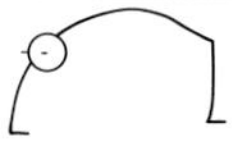	Schulterbrücke	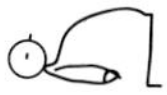
Gedrehter Seitwinkel	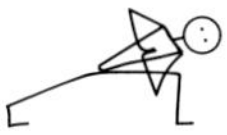	Schulterstand	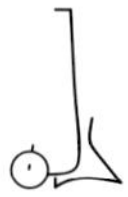
Gedrehtes Dreieck	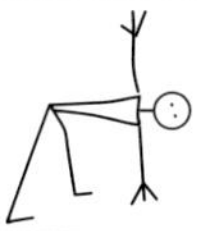	Seitwinkel	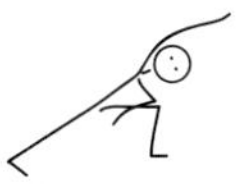
Kamel	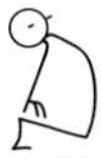	Pflug	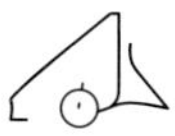

MÖGLICHE FOLGEN:

Nackenschmerzen, Kopfschmerzen, Migräne, Bewegungseinschränkungen, Muskelverspannungen, Schwindel, verschobene Wirbel, Wirbelblockaden, Bandscheibenvorfall in der Halswirbelsäule

UNTERER RÜCKEN – LENDENWIRBELSÄULE

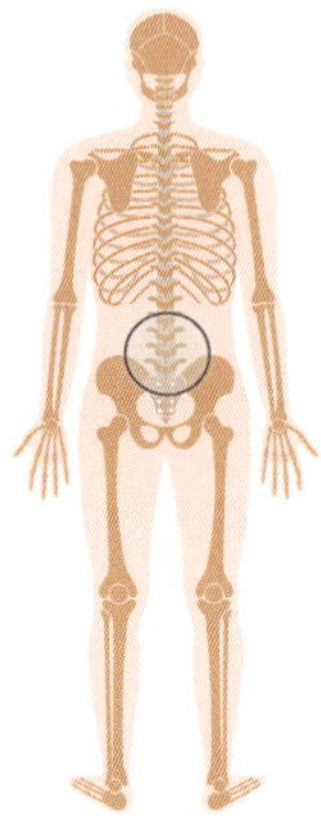

Die Lendenwirbelsäule bildet den unteren Rückenbereich. Sie besteht aus fünf Wirbeln und den dazwischen liegenden Bandscheiben. Nach oben schließt sich die Brustwirbelsäule an, nach unten das Kreuzbein. Dieses verbindet die Lendenwirbelsäule durch das Iliosakralgelenk mit dem Becken. Damit ist die Lendenwirbelsäule für die Stabilisation der Hüften und des Beckens zuständig.

Im Yoga werden zahlreiche Rückwärtsbeugen geübt, die einen vitalisierenden Effekt haben und die Erhaltung der Beweglichkeit der Wirbelsäule fördern. Dieses Rückwärtsbeugen wird aus dem oberen Rücken, also der Brustwirbelsäule initiiert.

Wenn man sich zu tief oder zu weit nach hinten beugt und dabei die Beckenaufrichtung durch fehlende Aktivierung der Bauchmuskeln verliert, entsteht ein Hohlkreuz und der untere Rücken wird zusammengestaucht. Es entsteht Druck in der Lendenwirbelsäule. Essentiell ist also die aktive Körpermitte, um eine ungünstige Belastung des unteren Rückens zu vermeiden.

Menschen mit Gleitwirbeln laufen dabei Gefahr, dass Wirbel verrutschen oder blockieren. Besonders problematisch wird das, wenn Rückwärtsbeugen ohne aktive Bauchmuskeln geübt werden und die Wirbelsäule zusätzlich gedreht wird. Letzteres ist in den Yogahaltungen zwar nicht vorgesehen, wird aber recht häufig aus falschem Ehrgeiz heraus so praktiziert.

YOGAHALTUNGEN MIT FEHLERPOTENZIAL:

Anahata Asana / Puppy Pose	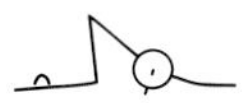	Krieger 1 mit Blick nach oben	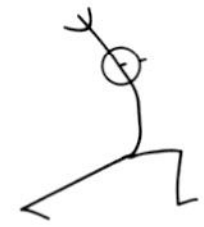
Bogen	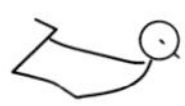	Kuh (Katze-Kuh)	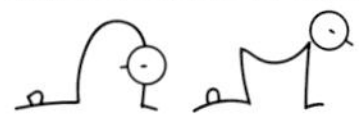
Fisch	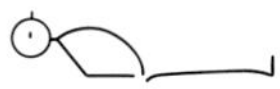	Rockstar	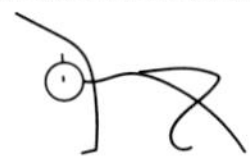
Ganzes Rad	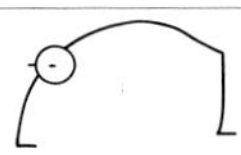	Schulterbrücke	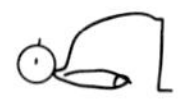
Heraufschauender Hund	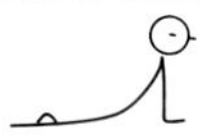	Sphinx	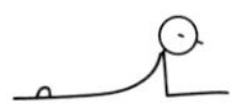
Kamel	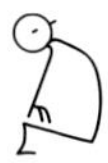	Tänzer	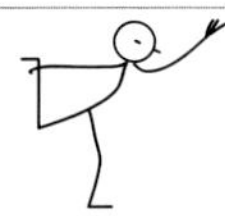
Kobra	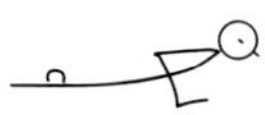	Taube	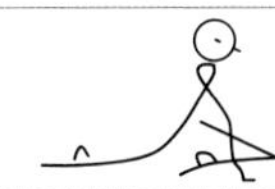
Königstaube	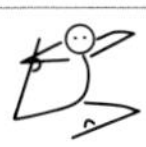	Vogel	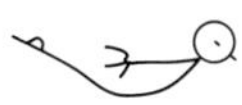

MÖGLICHE FOLGEN:

Schmerzen, Muskelverspannungen, verschobene Wirbel, Wirbelblockaden

KREUZBEIN

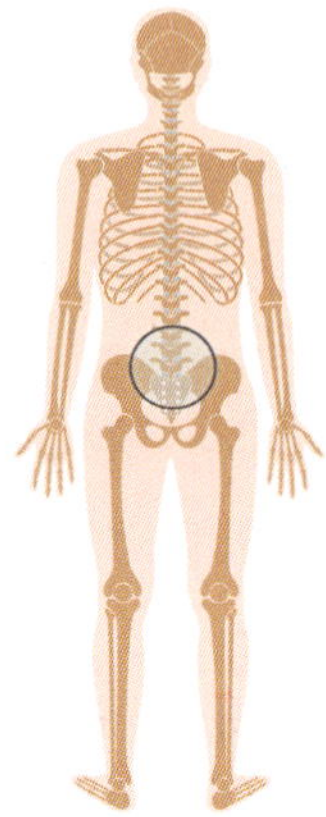

Die Wirbelsäule ist über das Kreuzbein mit dem Becken verbunden. Das dazugehörige Gelenk heißt Iliosakralgelenk (ISG) und befindet sich auf der Beckenrückseite.

Rotierst du deine Wirbelsäule gewaltsam über deine körperliche Wohlfühlgrenze und Möglichkeiten hinaus, entstehen Scherkräfte im Iliosakralgelenk. Dadurch kann dieses verkanten und letztlich blockieren.

Bei Drehungen, die im Liegen ausgeführt werden, ist es wichtig, die Körperachse im Lot auszurichten, damit keine Scherkräfte im ISG oder unteren Rücken entstehen können. Das erreichst du über das Umsetzen des Beckens.

Alternativ kannst du auch aus einer Seitlage als Ausgangsbasis in Rotationen im Liegen gehen. Legst du dich auf die Seite, setzt du interessanterweise automatisch das Becken um und bringst dadurch die Körperachse ins Lot. Oftmals geschieht diese korrekte Ausrichtung sogar gänzlich unbewusst.

YOGAHALTUNGEN MIT FEHLERPOTENZIAL:

Drehsitz	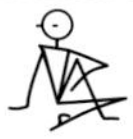	Gedrehter Seitwinkel	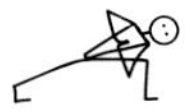
Drehungen im Liegen / Krokodilhaltung	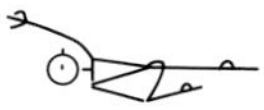	Gedrehtes Dreieck	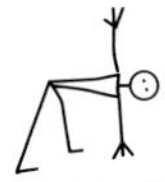
Gedrehter Blitz	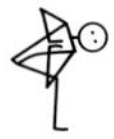	Marichiposition 3	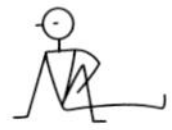

MÖGLICHE FOLGEN:

Schmerzen und Blockaden im Iliosakralgelenk, Muskelverspannungen, verschobene Wirbel oder Wirbelblockaden in der Lendenwirbelsäule, Nervenreizungen, Nervenentzündungen, Ischiasbeschwerden

HÜFTEN

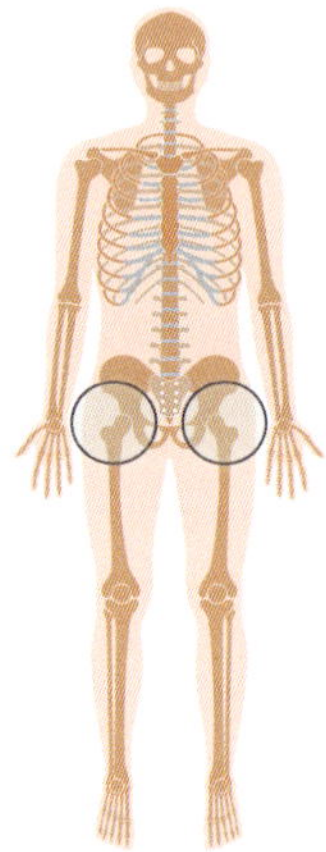

Die Hüftgelenke gehören zu den großen Gelenken des Körpers und sind sehr stabil. Sie verbinden das Becken mit den Beinen und damit den Rumpf mit den so genannten unteren Extremitäten. Die Hüften kann sich auf vielfältige Weise bewegen. Stabilisiert werden die Hüften durch eine tiefe Gelenkpfanne, zahlreiche Bänder, Sehnen und Muskeln.

Allerdings sind diese Gelenke in ihrer Beweglichkeit und in ihrer Form wie unser gesamter Körper ganz individuell. Sogar deine eigenen beiden Hüftgelenke auf der rechten und linken Körperseite unterscheiden sich in ihrer Beweglichkeit.

Sehr viele Yogahaltungen sind eine Herausforderung für die Hüftgelenke. Kombinierst du diese Herausforderung mit zu viel Ehrgeiz, entsteht durch die Maximalbelastung der Hüften Stress und Druck in den Gelenken. Die Hüftgelenke werden überbelastet und überfordert. Dies kann die Gelenke schädigen, im schlimmsten Fall sogar irreparabel.

YOGAHALTUNGEN MIT FEHLERPOTENZIAL:

Adler	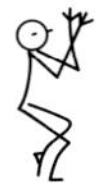	Kuhgesicht	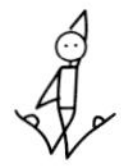
Breite Grätsche	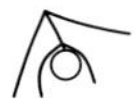	Seitwinkel	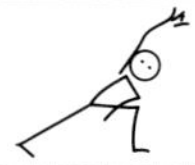
Krieger 2	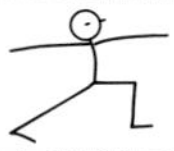	Sitzende Grätsche	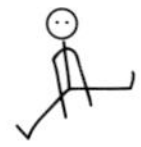
Dreieck	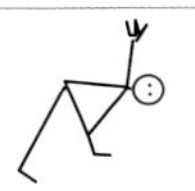	Spagat	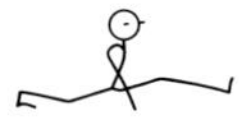
Happy Baby	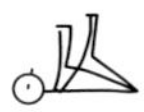	Taube	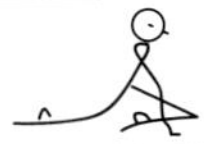
Hocke / Yogisquat	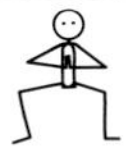	Winkelsitz / Schmetterling	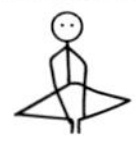

MÖGLICHE FOLGEN:

Schmerzen, Gelenkentzündungen, Bänderüberdehnungen, Verletzungen der Gelenkpfanne, Risse in der Gelenkpfanne, Impingement-Syndrom der Hüfte, Arthrose

OBERSCHENKEL – RÜCKSEITEN

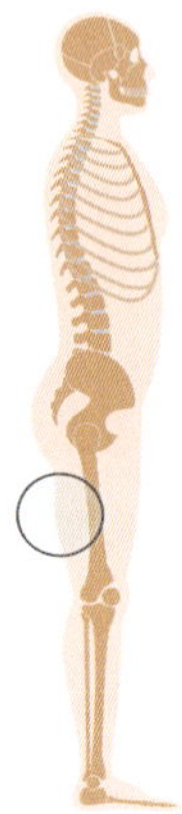

Die Muskulatur der Oberschenkelrückseiten wird häufig bei ihrem englischen Namen „Hamstrings" genannt. Sie ist bei vielen Menschen verkürzt.

Die Ursachen hierfür sind Stress, durch den die Spannung in den Muskeln steigt, sitzende Tätigkeiten und auch Sportarten wie Laufen, Radfahren oder Fußball.

Zu intensives oder womöglich gar gewaltsames Dehnen und damit das Überstrecken der Oberschenkelrückseiten überfordert die Muskeln und Faszien, von denen die Muskeln und einzelnen Muskelfasern umhüllt sind.

YOGAHALTUNGEN MIT FEHLERPOTENZIAL:

Sitzende Grätsche mit Vorbeuge	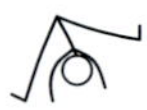	Pyramide / Intensive Flankenstreckung	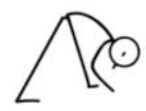
Gedrehtes Dreieck	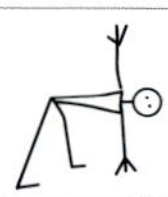	Sitzende Vorbeuge	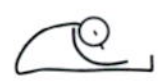
Hand-zum-Fuß-Balancehaltung	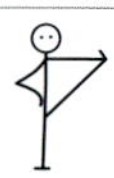	Spagat	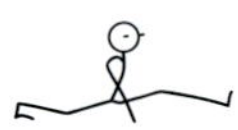
Kopf-Knie-Stellung / einbeinige sitzende Vorbeuge	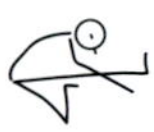	Standing Split / Standspagat	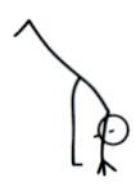
Paradiesvogel	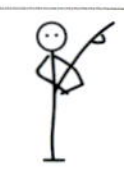	Stehende Vorbeuge	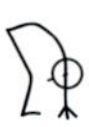
Pflug	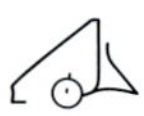	Breite Grätsche	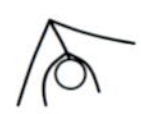

MÖGLICHE FOLGEN:

Schmerzen, Zerrungen, Muskelentzündungen, Muskelfaserrisse

OBERSCHENKEL – INNENSEITEN

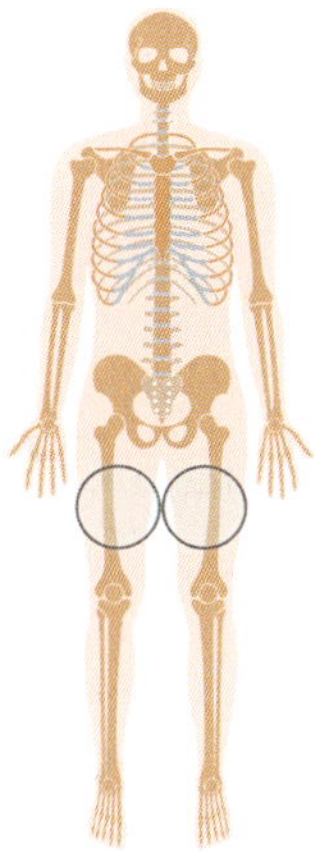

Die meisten Menschen dehnen die Muskulatur der Oberschenkelinnenseiten im Alltag so gut wie nie. Demzufolge sind diese Muskeln häufig deutlich verkürzt. Und durch das hohe Maß an Stress, dem wir inzwischen durchaus täglich ausgesetzt sind, ist der Tonus auch in dieser Muskulatur entsprechend erhöht, was zu noch mehr Verspannung und letztlich Muskelverkürzung führt.

Dehnst du beim Yoga üben die Oberschenkelinnenseiten zu stark, kannst du dich verletzen. Du überdehnst und überstreckst die Muskulatur und das sie umgebende Fasziengewebe.

YOGAHALTUNGEN MIT FEHLERPOTENZIAL:

Breite Grätsche	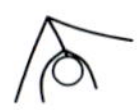	Hocke / Yogisquat	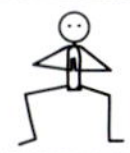
Gedrehte sitzende Grätsche	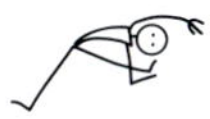	Sitzende Grätsche	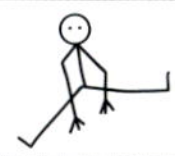
Happy Baby	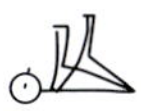	Winkelsitz / Schmetterling	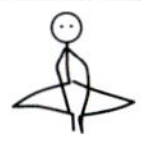

MÖGLICHE FOLGEN:

Schmerzen, Zerrungen, Muskelentzündungen, Muskelfaserrisse

KNIE

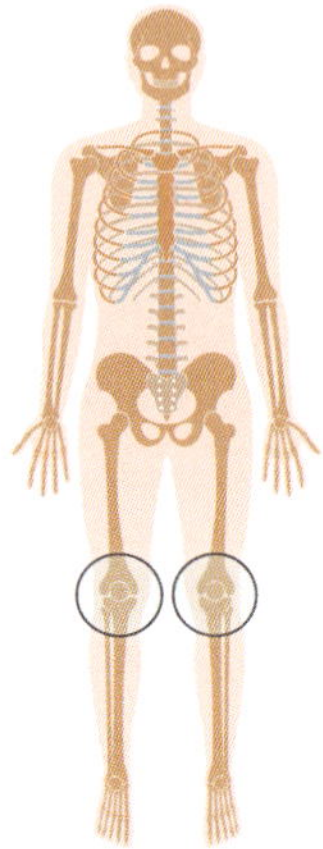

Die Knie verbinden Oberschenkel und Unterschenkel miteinander und sind damit ein wichtiges Gelenk der unteren Extremitäten. Die Kniegelenke sind für das Beugen und Strecken der Beine zuständig. In gebeugtem Zustand können sie außerdem minimale Drehungen und Verkippungen ausführen. Dies dient unserem eigenen Schutz, damit wir uns auch auf unebenem Boden bewegen können, ohne uns dabei sofort die Knie zu verletzen. Sie können also Druck-Schub-Kräfte beim Gehen auffangen, um unerwartete oder falsche Bewegungen heil überstehen zu können.

Beim Yoga sind die Knie beinahe ständig im Einsatz. Beugen wir sie zu stark oder sind die Knie in Standhaltungen nicht über, sondern vor dem Fußgelenk ausgerichtet, entsteht eine hohe Druckbelastung in den Kniegelenken.

Weiterhin werden die Knie in zahlreichen Yogahaltungen in Mitleidenschaft gezogen, obwohl diese Übungen auf den ersten Blick nur eine Herausforderung für die Hüftgelenke sind. Ist allerdings die notwendige Hüftbeweglichkeit nicht gegeben, leiden die Knie.

Richtest du deine Beinachsen in den Yogahaltungen falsch aus, belastet du ebenfalls deine Knie falsch. Es entstehen Druckbelastung oder auch ungünstige Scherkräfte in den Kniegelenken, die Knorpel, Bänder und Sehnen belasten. Die Knie werden im Grunde in sich verzogen, verdreht oder verkippt.

Das ist eine Fehlbelastung, die oftmals lange unbemerkt bleibt und zu schleichend entstehenden Knieverletzungen führen kann. Diese Verletzungen werden häufig erst dann in Form von Schmerzen erkennbar, wenn der entstandene Schaden bereits irreparabel geworden ist. Das liegt daran, dass das in den Knien in Form der Menisken enthaltene Knorpelgewebe, keine Nerven enthält und deshalb schmerzunempfindlich ist.

YOGAHALTUNGEN MIT FEHLERPOTENZIAL:

Adler	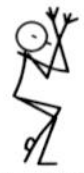	Heldensitz	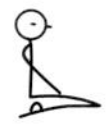
Baum	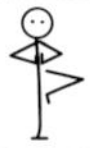	Hocke / Yogisquat	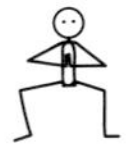
Baum mit halbem Lotus	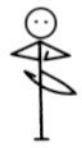	Kindeshaltung	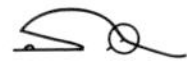
Blitz	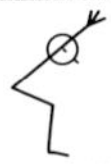	Königstaube	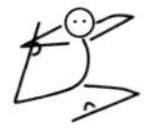
Bogen	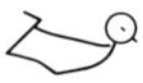	Krieger 1	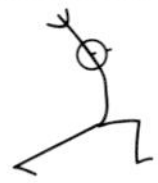
Drehsitz	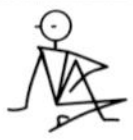	Krieger 2	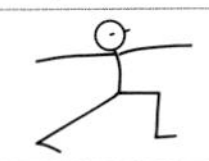
Dreieck	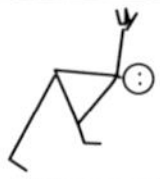	Kuhgesicht	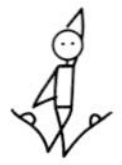
Fersensitz	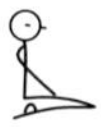	Liegender Held	
Friedvoller Krieger / Sonnenkrieger	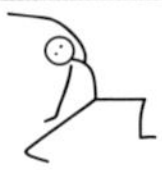	Lotussitz	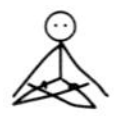
Gedrehter Seitwinkel	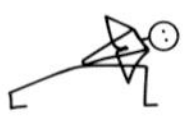	Seitwinkel	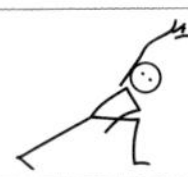
Gedrehtes Dreieck	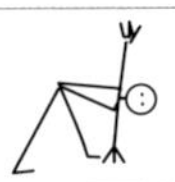	Taube	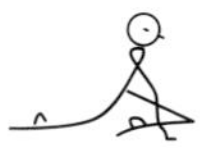
Halber Lotus	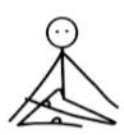	Halbmond Variante	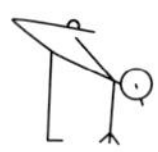

MÖGLICHE FOLGEN:

Schmerzen, Bänderüberdehnung, Entzündungen, Meniskusschäden, Meniskusriss

FÜSSE

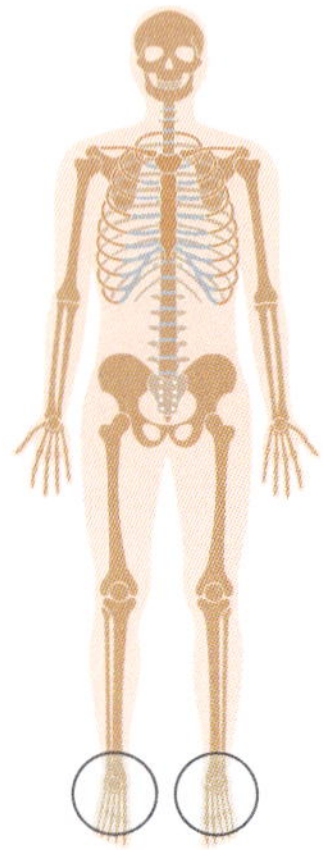

Unsere Füße tragen uns durch das Leben. Sie bestehen aus einer Vielzahl an Muskeln, Sehnen, Bändern und Knochen. In sie ist eine Stoßdämpferfunktion eingearbeitet, um mitunter die Knie, Hüften und Wirbelsäule bei Bewegungen wie gehen, rennen, hüpfen und springen zu schonen.

Das Längsgewölbe an der Innenseite der Fußsohle und das Quergewölbe auf Höhe der Zehenballen bilden gemeinsam diesen Effekt von Stoßdämpfern und sind zudem notwendig für eine aufrechte Körperhaltung im Stehen.

Durch anatomisch ungünstiges Schuhwerk und fehlendes Körperbewusstsein, haben sehr viele Menschen eine Dysbalance in Form von Senkfüßen bis hin zu Plattfüßen, Spreizfüßen oder auch Knickfüßen entwickelt.

Werden in den Standhaltungen des Yoga die Fußgewölbe und Zehen nicht aktiviert, kann eine bereits bestehende Dysbalance noch verstärkt werden.

YOGAHALTUNGEN MIT FEHLERPOTENZIAL:

Breite Grätsche	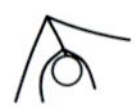	Hocke / Yogisquat	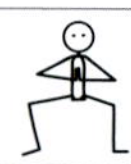
Dreieck	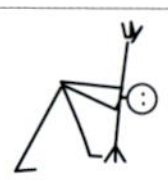	Krieger 2	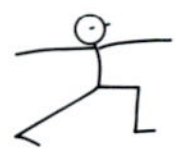
Friedvoller Krieger / Sonnenkrieger	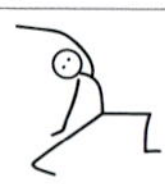	Seitwinkel	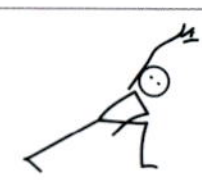

MÖGLICHE FOLGEN:

Schmerzen, Verspannungen, Verschlechterung bereits bestehender Senk-, Spreiz- oder Knickfüße

UNSER KÖRPER IN ZAHLEN

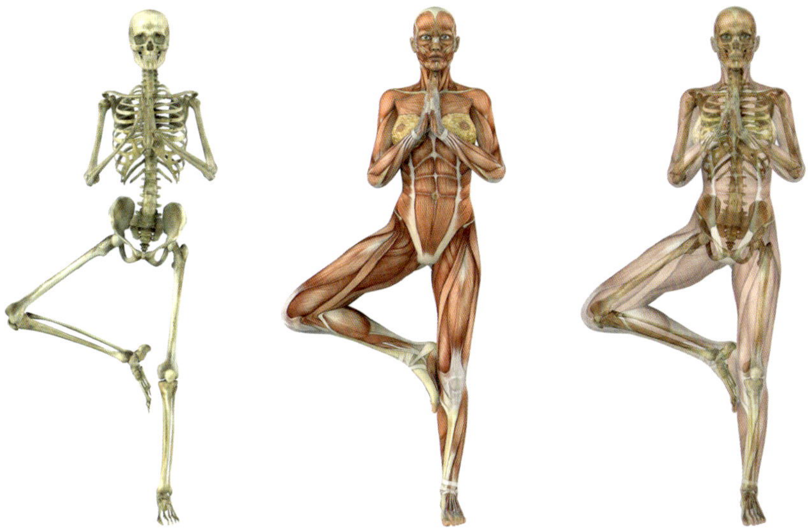

Auch wenn es beim Yogaüben einiges zu beachten gilt, um sich nicht zu verletzen, ist der menschliche Körper allein in Bezug aus seine Bewegungsvielfalt etwas zutiefst Faszinierendes. Mit der großen Auswahl an Yogahaltungen kann er seinen beindruckenden Reichtum an Bewegungsmöglichkeiten hervorragend entfalten und zum Ausdruck bringen. Um dieses Wunderwerk Körper in seiner Komplexität besser als solches begreifen zu können, nachfolgend einige beeindruckende Zahlen und Fakten:

- Erwachsene haben 206 Knochen.
- Babys haben etwa 100 Knochen mehr als Erwachsene, die sich im Laufe des Körperwachstums zu größeren Knochen verbinden.
- Die Knochen sind keine tote Substanz, sondern lebendig.
- Die Gelenke werden nach ihrer Beweglichkeit in drei Gruppen unterteilt: echte Gelenke, gering bewegliche Gelenke und unechte Gelenke.
- Wir besitzen etwa 212 Gelenke, circa 140 davon echte Gelenke (Stiftung Gesundheitswissen, 2018).
- Jedes echte Gelenk besteht aus Gelenkpfanne und Gelenkkopf.
- Bei den unechten Gelenken sind die Knochenenden durch Knorpel und Bindegewebe direkt miteinander verbunden.

- Die sechs großen Gelenke sind Handgelenk, Ellenbogen, Schulter, Hüfte, Knie und Sprunggelenk (Fußgelenk), die jeweils auf beiden Körperseiten zu finden sind.
- Die Wirbelsäule besteht aus insgesamt 32 bis 34 Wirbeln, von denen drei bis fünf als Steißbein und fünf als Kreuzbein miteinander verwachsen und nicht einzeln beweglich sind. Physiologisch betrachtet hat der Mensch 24 einzelne Wirbel und dazwischen liegend 23 Bandscheiben (Deutsches Zentrum für Orthopädie, 2024).
- Die beweglichen Wirbelkörper, Steißbein und Kreuzbein bilden die Wirbelsäule.
- Knorpel sind die Stoßdämpfer der Gelenke. In den Knien heißen sie Menisken, in der Wirbelsäule Bandscheiben.
- Knorpel werden nicht durchblutet und haben keine Nerven. Deshalb sind sie schmerzunempfindlich.
- Bänder halten das menschliche Skelett zusammen. Sie verbinden Knochen miteinander und stabilisieren die Gelenke. Auch die Organe werden von Bändern in ihrer Position gehalten.
- Sehnen verbinden Muskeln mit Knochen.
- Bänder, Sehnen und Knorpel sind Teile der Faszien, die unseren ganzen Körper durchziehen und alles mit allem verbinden.
- Das Gewicht der Faszien macht bei einem Erwachsenen etwa 23 bis 25 Kilogramm aus.
- Erwachsene haben rund 600 Muskeln. Diese machen Bewegung überhaupt erst möglich. Die Muskeln bewegen Knochen über die Gelenke.
- Sarkopenie ist der Fachbegriff für Muskelabbau. Schon ab dem 50. Lebensjahr baut der Körper Muskelmasse in Fett und Bindegewebe (Faszien) um. Bis ins hohe Alter können sich 30 bis 50 Prozent der ursprünglichen Muskelmasse auf diese Weise umbauen. Durch Training kann dem entgegengewirkt werden (Deutsche Rheuma Liga Bundesverband e.V., 2024).
- Die Wirbelsäule kann sich in vier beziehungsweise sechs verschiedene Richtungen bewegen. Diese Bewegungsrichtungen sind Vorbeugen, Rückwärtsbeugen, Seitneigungen nach rechts und links sowie Drehungen nach rechts und links.
- Die Rotationsfähigkeit der Wirbelsäule nimmt bereits ab dem 20. Lebensjahr ab, wenn sie nicht trainiert wird.
- Jedes Jahr erneuern sich acht bis zehn Prozent unserer Knochen, sodass wir im Grunde alle zehn Jahre ein neues Skelett haben (Apfel, 2016).

- Geschädigtes Knorpelgewebe kann sich nur bedingt erneuern.
- Die Gelenkform und die stabilisierenden Bänder, Muskeln und Sehnen bestimmen, in welche Richtungen die verschiedenen Körperteile bewegt werden können.
- Kein Knochen berührt direkt einen anderen Knochen. Es gibt einen Gelenkspalt, Knorpel, Bänder sowie die Gelenkkapsel, die das Gelenk umschließt.
- Jeder Mensch hat individuelle Proportionen. Oft unterscheidet sich das Verhältnis von Arm- und Beinlänge im Vergleich zum Oberkörper, so dass von Sitzriesen, die zugleich Stehzwerge sind, und von Sitzzwergen, die zugleich Stehriesen sind, gesprochen werden kann.

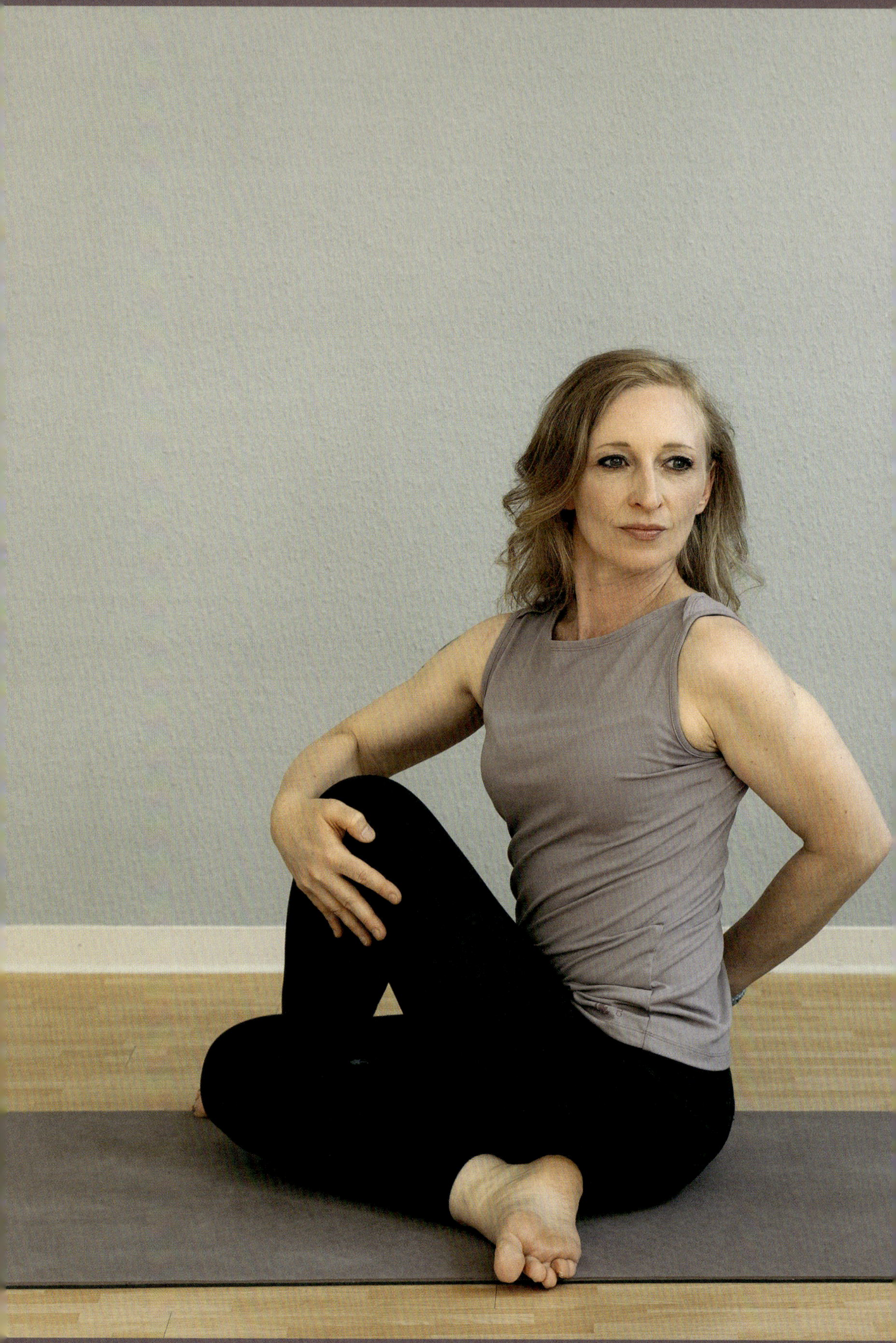

6 YOGAHALTUNGEN VERSTEHEN

> **„Beim Yoga geht es nicht um Selbstverbesserung. Es geht um Selbstakzeptanz."**
>
> *Gurmukh Kaur Khalsa – Kundalini-Yoga-Lehrerin (Steinbach, 2019)*

Es mag erstaunlich klingen. Alle Yogahaltungen dienten ursprünglich einem einzigen Zweck: Der Körper sollte auf die klassische Sitzmeditation vorbereitet werden, sodass ein aufrechtes Sitzen über einen längeren Zeitraum möglich wäre. Dies ist zumindest eine weit verbreitete Annahme. Asanas erfüllen aber durchaus auch den Zweck, den Körper gesund und beweglich zu halten.

Sicherlich geht es bei der großen Auswahl an Asanas auch darum, Blockaden im Körper zu lösen, um auf diese Weise den Energiefluss anzuregen und zu harmonisieren. Denn das freie Fließen der Lebensenergie Prana dient ebenfalls dazu, Samadhi, das Ziel des Yoga zu erreichen. Im Grunde spielt es keine Rolle, ob wir die Erfahrung von Einheit und Verbundenheit oder die Erleuchtung anstreben. Alle Menschen streben auf die ein oder andere Weise nach einem Gefühl von Glück und innerem Frieden. Und eben diese Gefühle begleiten die Erfahrung von Samadhi.

BEWEGUNGSMANGEL AUSGLEICHEN

In unserer heutigen Welt dienen die Asanas sicherlich auch auf effektive Weise dazu, unseren vom Sitzen geprägten Alltag und den weit verbreiteten und zunehmenden Bewegungsmangel auszugleichen. Durch vieles Sitzen werden verschiedene Muskeln in Mitleidenschaft gezogen, weil sie dauerhaft aktiv sein müssen wie zum Beispiel die Wadenmuskulatur, die Muskeln der Oberschenkelvorderseiten und die Hüftbeugemuskulatur. Zudem wirkt beim Sitzen auf die Gesäßmuskeln Druck durch unser Körpergewicht. Durch sitzende Tätigkeiten und Bildschirmarbeit nehmen wir häufig eine Fehlhaltung in Form einer Sitz-Beuge-Haltung ein, die sich nachteilig auf den Schultergürtel, die Brustmuskulatur und die Nackenmuskeln auswirkt. Der Handynacken ist eine inzwischen geläufige Bezeichnung für eine Fehlbelastung der Halswirbelsäule, die durch Smartphonenutzung und Arbeiten an Bildschirmen von Tablets, Computern und Laptops entsteht. Sie hat oftmals nicht nur Nackenprobleme, sondern auch Rückenschmerzen und Kopfschmerzen zur Folge.

Ebenso ist das Üben von Asanas sehr hilfreich beim Abbau von Stress. Denn Stress erhöht die Grundspannung im Körper, die durch das ausgiebige Dehnen in den Yogahaltungen wieder ausgeglichen werden kann.

STRESS AUFLÖSEN

Durch Stress ausgelöstes Grübeln kann zu „Overthinking" führen. Das bedeutet, dass Betroffene übertrieben viel Nachdenken, was sogar zwanghaft werden kann und in eine Spirale von negativen, sorgenvollen Gedanken führt. Dieses zu viel Nachdenken wirkt sich negativ und lähmend auf das Befinden und auf die Entscheidungsfähigkeit aus. Durchschnittlich sollen wir nur drei Prozent positive Gedanken pro Tag denken, rund 70 Prozent negative Gedanken und die restlichen 27 Prozent bestehen aus unwichtigen Dingen (Barmer, 2024).

Viele Menschen finden zum Yoga, weil sie einen Weg suchen, um dieses Gedankenkarussell zu stoppen, was häufig auch zu Schlafstörungen wie Einschlaf- und Durchschlafschwierigkeiten führt.

Da viele Yogahaltungen relativ komplex in ihrer Ausführung sind, benötigen wir unsere ganze Aufmerksamkeit, um sie umzusetzen. Dadurch bleibt kein Raum mehr, um nachzudenken, zu grübeln oder sich Sorgen zu machen.

Üben wir Yoga, üben wir gleichzeitig Achtsamkeit. Die Gedanken werden ruhiger, unser Geist kann sich entspannen und Stress löst sich auf.

ANATOMISCHE REGELN

Da Yogahaltungen zugleich körperliche Übungen darstellen, sind bestimmte Prinzipien wichtig. Sie beziehen sich größtenteils auf die körperliche Ausrichtung und folgen anatomischen Regeln. Einige der Prinzipien beziehen auch unseren Geist mit ein: die Achtsamkeit, die innere Haltung sowie Selbstfürsorge und Akzeptanz.

Ehe die einzelnen Ausrichtungsprinzipien im Einzelnen vorgestellt werden, soll an dieser Stelle noch erklärt werden, was sich hinter den Begrifflichkeiten „anatomisch sinnvoll" und „anatomisch ungünstig" verbirgt und warum nicht einfach nur das klassische „richtig" und „falsch" gewählt wurde.

WAS IST ANATOMISCH SINNVOLL?

Wenn Yogahaltungen geübt werden, wird der Körper bewegt. Geschieht dies passend und abgestimmt auf seine anatomischen Gegebenheiten und Möglichkeiten, wird er auf sinnvolle Weise und seiner Natur entsprechend genutzt. Den Körper zu bewegen bedeutet im Yoga, seine Strukturen zu dehnen, zu komprimieren, sie zu verdrehen, zu kräftigen und auch, sie zu entspannen.

Jedes Skelett ist individuell und jeder Körper hat seine Geschichte, was bedeutet, dass wir unterschiedlich bewegliche Gelenke haben und auch die Knochen nicht bei jedem Menschen identisch geformt sind. Alle Menschen haben zwar dieselben Muskeln, doch ist ihre Kraft und Dehnbarkeit individuell. Das trifft auch auf das Fasziengewebe zu, das sich an unsere Lebensgewohnheiten anpasst und sich lebenslang entsprechend umbauen kann. Unser Körper kann durch Verletzungen, Krankheiten oder genetisch bedingt bewegungseingeschränkt sein. Muskeln können verspannt oder verkürzt sein, wir können äußerlich Narben tragen ebenso wie in unseren inneren Strukturen und Geweben.

Auch die Körperproportionen sind individuell, was jeden Menschen ebenfalls einzigartig macht. So unterscheidet sich von Mensch zu Mensch das Verhältnis der Armlänge zur Länge des Oberkörpers ebenso wie die Länge der Beine im Verhältnis zur Armlänge. Es gibt proportional zur Körpergröße unterschiedlich große Köpfe, unterschiedlich lange Hälse. Die Breite von Schultern, Brustkorb und Becken sind bei jedem Menschen etwas anders. Wir unterscheiden uns ebenfalls durch die Muskelmasse und den Körperfettanteil.

All das beeinflusst, wie tief und kraftvoll die persönliche Asanapraxis sein darf, um den Körper weder falsch zu belasten noch ihn zu überfordern. Denn all das würde ihm schaden.

Es ist vor allem wichtig, die sogenannten großen Gelenke mit ihrem natürlichen Bewegungsradius zu verstehen, die wir uns nun genauer anschauen werden. Zu diesen zählen: Hand- und Fußgelenke, Schultern, Hüften und Knie.

Ist uns bewusst, wie sich diese Gelenke im Einzelnen bewegen können, entsteht automatisch ein besseres anatomisches Verständnis bei der Ausführung der Asanas.

DIE GROSSEN GELENKE UND IHRE BEWEGLICHKEIT

Gelenk	Gelenkform	Bewegungsradius
Schulter	Kugelgelenk	Kreisförmig in alle Richtungen - nach vorne und hinten, oben und unten, innen und außen
Ellenbogen	Scharniergelenk	Beugen und strecken
Handgelenk	Eigelenk	Beugen und strecken, Seit-zu-Seit-Bewegung
Hüfte	Kugelgelenk	Kreisförmig in alle Richtungen - nach vorne und hinten, oben und unten, innen und außen
Knie	Scharnier-Gelenk (Dreh-Scharnier-Gelenk)	Beugen und strecken, minimales Verkippen und minimales Drehen und Verkippen in gebeugtem Zustand zur Vermeidung von Verletzungen
Fuß-/ Sprunggelenk (oberes und unteres Sprunggelenk bilden jeweils mit weiteren Untergelenken einen Gelenkkomplex)	Zapfen-Kugelgelenk und plane Gelenke	Beugen und strecken, Heben, Senken und Abrollen des Fußes, Seitbewegungen

WAS IST ANATOMISCH UNGÜNSTIG?

Den Körper anatomisch ungünstig zu bewegen bedeutet, dass Schmerzen und Verletzungen durch Über- oder Fehlbelastungen riskiert werden. Eine Fehlbelastung kann dadurch entstehen, dass die Gelenke nicht ihrer Form und ihres Bewegungsradius entsprechend genutzt werden. Eine Überbelastung, bis hin zur Maximalbelastung der Gelenke und anderer Strukturen wie Muskeln, Sehnen und Bänder, kann durch eine Fehlbelastung und ebenso durch eine zu intensive Übungspraxis entstehen. Auch die Kombination aus beidem ist selbstverständlich möglich.

Durch Nichteinhaltung der Ausrichtungsprinzipien können beim Yogaüben Schädigungen und Verletzungen des Körpers entstehen, die häufig erst mittel- bis langfristig auftreten. Es gibt auch Beschwerden und Verletzungen, die unmittelbar auftreten, oft entstehen diese aber über einen längeren Zeitraum. Das bedeutet, wenn Schmerzen auftreten, kann durchaus bereits ein Schaden entstanden sein (Wahl, 2020).

DIE 18 AUSRICHTUNGSPRINZIPIEN

Um die Asanas zu üben, dient der ganze Körper als Werkzeug. Dabei ist es wichtiger, entsprechend den individuellen körperlichen Möglichkeiten zu üben als um jeden Preis die angestrebte Position zu erreichen.

Manche Yogahaltungen lassen sich tatsächlich trainieren. Hier sind dann auf jeden Fall Geduld, Nachsicht und auch Durchhaltevermögen gefragt. Allerdings kann es durchaus auch Yogahaltungen geben, für die der Körper nicht kompatibel ist und die infolgedessen unerreichbar bleiben oder nur in Ansätzen oder Variationen gelingen werden.

In jeder Yogahaltung ist es wichtig, bestimmte Prinzipien der Ausrichtung und technischen Ausführung einzuhalten. Sie folgen anatomischen Regeln.

Größtenteils beziehen sich diese Prinzipien auf die körperliche Ausrichtung. In den ersten beiden Prinzipien steht jedoch der Geist im Fokus: einmal in der Betrachtung von Achtsamkeit als innerer Haltung und dann im Hinblick auf Selbstfürsorge und Akzeptanz.

Eine gute Yogapraxis zeichnet sich dadurch aus, dass die Ausrichtungsprinzipien bei der Durchführung der Yogahaltungen immer wieder bedacht und umgesetzt werden. Es geht darum, die Asanas dahingehend zu verstehen und zu erkennen, welche Ausrichtungsprinzipien relevant sind. Denn in jeder Übung wirken grundsätzlich mehrere Prinzipien gleichermaßen.

PRINZIP 1

SEI ACHTSAM UND HÖRE ZU

Yoga zu üben erfordert Konzentration und trainiert dadurch deine Konzentrationsfähigkeit. Es geht also darum, ganz bei der Sache zu sein. Du darfst deinen Körper spüren und dabei deinem Gefühl vertrauen. Du trägst eine innere Stimme und Weisheit in dir. Diese kann als Körperweisheit bezeichnet werden. Lerne, diese Stimme zu hören und ihr zu vertrauen. Nur du weißt, was gut und richtig für dich ist. Tu nur das, was sich gut anfühlt und zu dem dein Körper „Ja" sagt.

Du darfst dir gewiss sein:
Je länger du Yoga übst, desto mehr wird sich ganz automatisch deine Körperwahrnehmung verfeinern. Das Gefühl für deinen Körper und die Fähigkeit, ihn koordiniert zu bewegen, wird sich verbessern, sodass du einen immer besseren Kontakt zur Stimme deines Körpers finden wirst.

PRINZIP 2

SELBSTFÜRSORGE UND AKZEPTANZ

„Bewege dich nicht so, wie die Angst dich bewegen lässt. Bewege dich so, wie die Liebe dich bewegt. Bewege dich so, wie die Freude dich bewegt."

Osho – indischer Philosoph, Begründer der Bhagwan-Bewegung (1931–1990) (Sprüche-Liste, 2024)

Mache dir bewusst, dass du einzigartig bist. Das gilt auch für deinen Körper. Er hat individuelle Fähigkeiten und auch seine ganz persönliche Lebensgeschichte. Übe also in der für dich passenden Form und Intensität. Du darfst deinen Körper auch fordern, doch erkenne und respektiere seine Grenzen. Gehe liebevoll und fürsorglich mit ihm um. Zwinge dich zu nichts, sondern übe dich in Akzeptanz, Geduld und Nachsicht. Ein Aspekt der Yogaphilosophie ist ahimsa, die Gewaltlosigkeit, die du auch dir selbst gegenüber kultivieren darfst. Der Teil in dir, der dich möglicherweise zu Leistung oder sogar Höchstleistung antreiben will, ist dein Ego und hat nichts mit deiner inneren Weisheit und deiner wahren Natur zu tun.

PRINZIP 3

MUT ZUM INDIVIDUALISMUS

Verabschiede dich vom Perfektionismus, der sich bis zum Fanatismus steigern kann. Du bist einzigartig und vollkommen, so wie du bist. Das gilt auch für deinen Körper. Du musst niemandem etwas beweisen, auch dir selbst nicht. Einerseits sind wir insgeheim stolz darauf, einzigartige Persönlichkeiten zu sein und doch eifern wir Idealen nach und verlieren uns selbst im Wahn der Selbstoptimierung und Selbstinszenierung.

Nutze Idealbilder gerne zur Orientierung, aber erkläre sie nicht zum Ziel. Viele Darstellungen und Beschreibungen von Yogahaltungen behandeln sogenannte Endstellungen. Das sind Idealbilder der Asanas, die man unter der einzigen Voraussetzung anstreben kann, dass der eigene Körper die Möglichkeiten dazu bietet. Wenn bestimmte Körperteile diese Idealbilder umsetzen können und andere notwendige Körperteile dagegen nicht, schadest du deinem Körper, wenn du ihn trotzdem in diese Entstellungen zwingst.

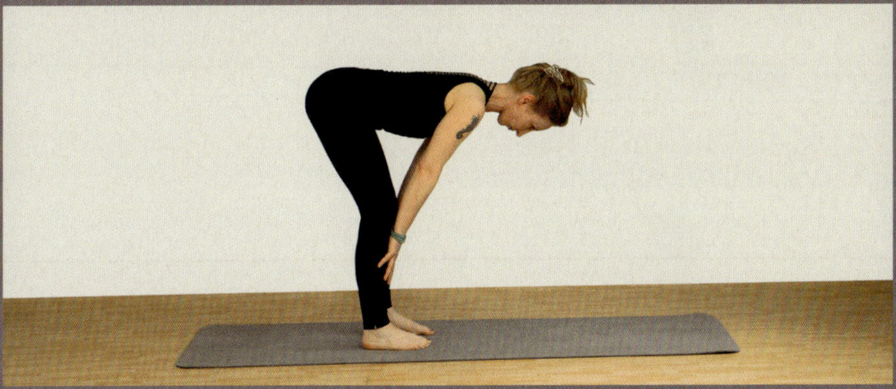

Langer Rücken – *sanfte Variante*

PRINZIP 4

GELENK ÜBER GELENK

Dein Körper liebt es, Energie zu sparen, seine Strukturen zu schützen, zu erhalten und zu pflegen. Bringst du deinen Körper in verschiedene Positionen, beachte die Regel, die Gelenke vertikal übereinander auszurichten. Das schont die Gelenke, spart Energie und ist genau deshalb anatomisch sinnvoll.

Solltest du in einzelnen Asanas durch die Wirkung der Schwerkraft trotz dieses Prinzips eine unangenehme Belastung im Gelenk spüren, kannst du das obere Gelenk auch etwas hinter dem unteren Gelenk ausrichten. Damit wendest du Prinzip 5 „Vermeide Druck auf die Gelenke" an.

Nachfolgend werden zwei exemplarische Yogahaltungen für dieses Ausrichtungsprinzip vorgestellt.

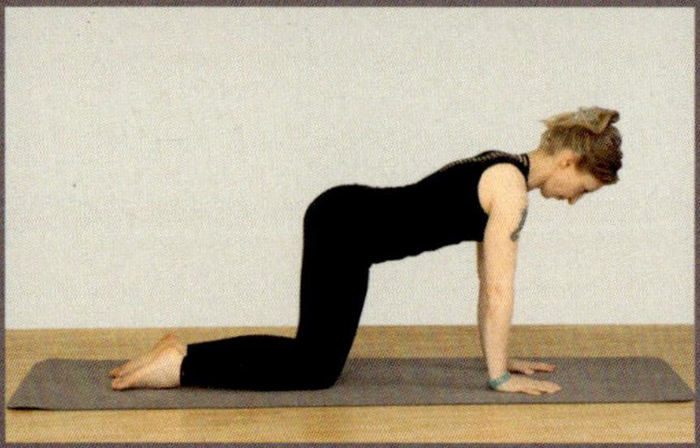

Beispiel: Vierfußstand

Die Schultern über den Ellbogen und Handgelenken ausrichten, die Hüftgelenke über den Knien platzieren.

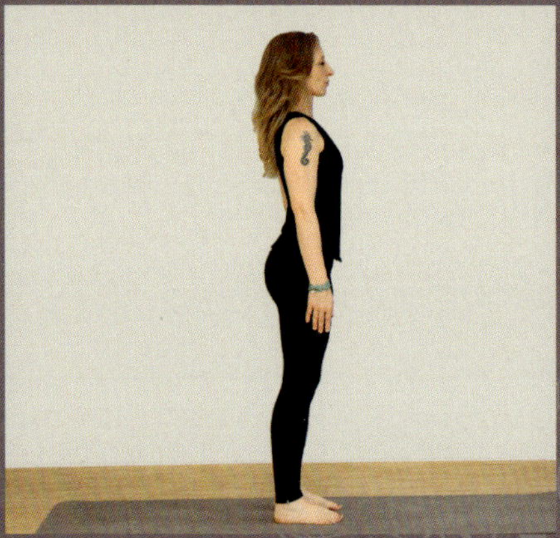

Beispiel: Berghaltung

Der Kopf ruht oben auf der Wirbelsäule, das Becken ist aufgerichtet, sodass das Steißbein zum Boden zeigt, die Hüftgelenke befinden sich über den Knien und Sprunggelenken.

PRINZIP 5

VERMEIDE DRUCK AUF DIE GELENKE

Die Gelenke werden durch Bänder, Sehnen und Muskeln stabilisiert. Die Gelenke selbst sind knöcherne Strukturen, die durch Knorpelgewebe gepolstert sind.

Eine Fehlbelastung oder Überbeanspruchung der Gelenke kann zu Schmerzen oder Verletzungen führen. Ein Grund für eine Fehlbelastung kann in einer anatomisch ungünstigen Ausrichtung liegen, die zu Scherkräften oder einseitiger Belastung führt. Eine Überbeanspruchung bedeutet ebenfalls Druck und Stress für das betroffene Gelenk, weil es entweder bis zum maximal Möglichen bewegt wird oder weil stabilisierende Muskeln ermüden oder zu schwach sind, um das Gelenk stabil zu halten.

Bedauerlicherweise macht sich Druck auf die Gelenke oft erst dann durch Schmerzen bemerkbar, wenn bereits Schäden und Verletzungen entstanden sind, die dann durchaus langwierig in der Heilung oder sogar irreparabel sein können. So kann sich langfristig Knorpelgewebe abnutzen oder verletzt werden. Ebenso kann es passieren, dass Sehnen und Bänder überdehnt oder verletzt werden und es können Reizungen und sogar Entzündungen entstehen. Gelenke können zudem bei Maximalbelastung blockieren oder im Laufe der Zeit instabil werden.

Um die Entstehung von Druck in den Gelenken zu vermeiden, sollte grundsätzlich auch Prinzip 4 „Gelenk über Gelenk" berücksichtigt werden. Falls du trotz dessen Anwendung, eine unangenehme Belastung spürst, kannst du das obere Gelenk auch etwas hinter dem unteren ausrichten.

Druck auf das Gelenk vermeiden: **Krieger 2** – Knie hinter dem Sprunggelenk
Hocke – in den Knien zu hängen verursacht Druck im Gelenk
Hocke – knieschonende Ausrichtung

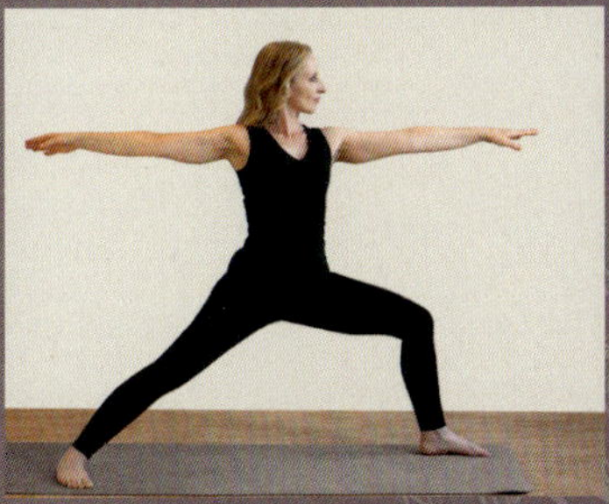

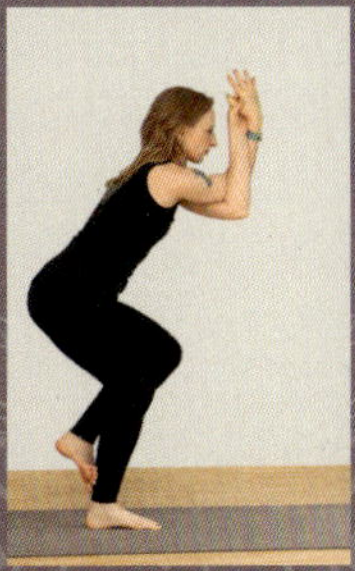

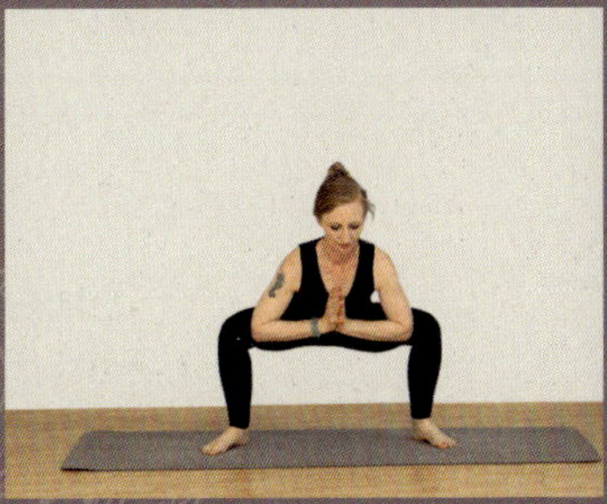

PRINZIP 6

ERST DIE LÄNGE, DANN DIE BEWEGUNG

Die Wirbelsäule wird als die Achse des Körpers bezeichnet. Sie teilt den Körper als Mittellinie und verbindet als Spiegelachse die beiden Körperhälften. Weiter ist sie Bindeglied zwischen unserem Körper und unserem Geist, der nach unserem westlichen Verständnis als Verstand im Kopf und dort im Gehirn beheimatet ist. Durch das Kreuzbein ist die Wirbelsäule mit dem Becken verbunden. Da das Becken und die Wirbelsäule eine Einheit bilden, gehört das Becken untrennbar zur Körperachse dazu.

Um rücken- und bandscheibenschonend zu üben, suche immer zuerst die Länge und Aufrichtung deines Beckens und deiner Wirbelsäule. Dann erst folgt in einem nächsten Schritt die Bewegung der Wirbelsäule in eine bestimmte Richtung.

Richte dein Becken auf, indem du deine Körpermitte aktivierst. Dazu ziehst du deinen Nabel nach innen und aktivierst deine Bauchmuskeln. Auf diese Weise entsteht automatisch Länge in deiner Wirbelsäule. Indem du dein Brustbein anhebst, verstärkst du diesen Effekt. Nach der Aufrichtung deiner Körperachse kannst du deine Wirbelsäule in verschiedene Richtungen bewegen. Im Yoga werden Asanas danach in verschiedene Gruppen sortiert: Vorbeugen, Rückwärtsbeugen, Rotationen und Seitneigen. Wichtig bei den Vor- und Rückwärtsbeugen ist, dass diese vom Becken initiiert werden und die Wirbelsäule entsprechend in die Bewegung folgt.

Je nach Asana können Blöcke zum Verlängern der Arme hilfreich sein, um die Aufrichtung der Körperachse zu erreichen. Du stützt deine Hände dazu auf Blöcken ab. Hierbei spielen die individuellen Proportionen eine Rolle und ebenso die Beweglichkeit der Gelenke. Auch ein erhöhtes Sitzen auf einem Block oder Kissen kann hilfreich sein, um dieses Ausrichtungsprinzip umzusetzen. Genau genommen wendest du beim Einsatz von Blöcken als Armverlängerung und beim erhöhten Sitzen auch die Prinzipien drei und fünf an.

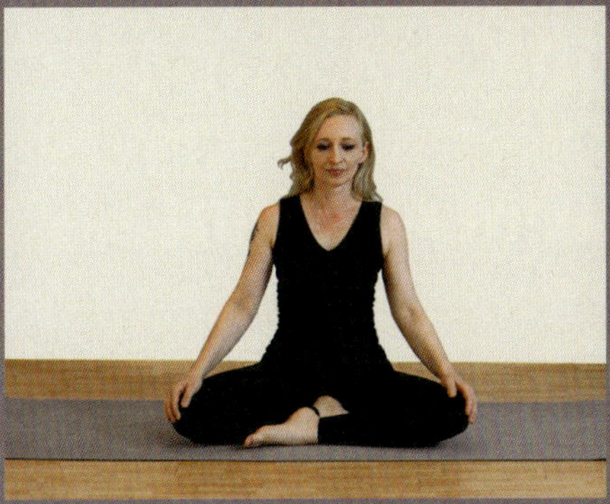

Schneidersitz mit aufgerichteter Körperachse

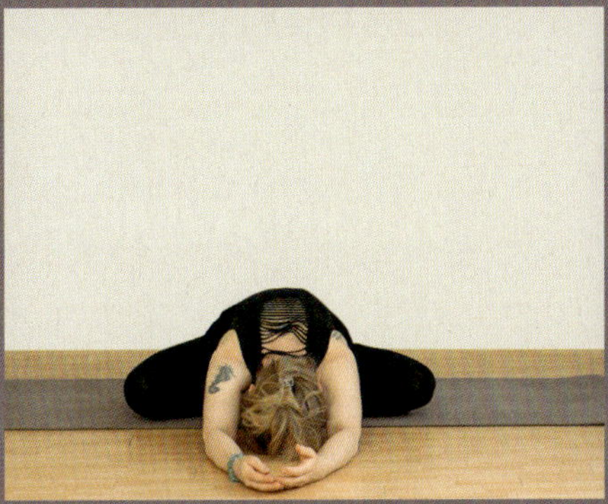

Vorbeuge im Schneidersitz

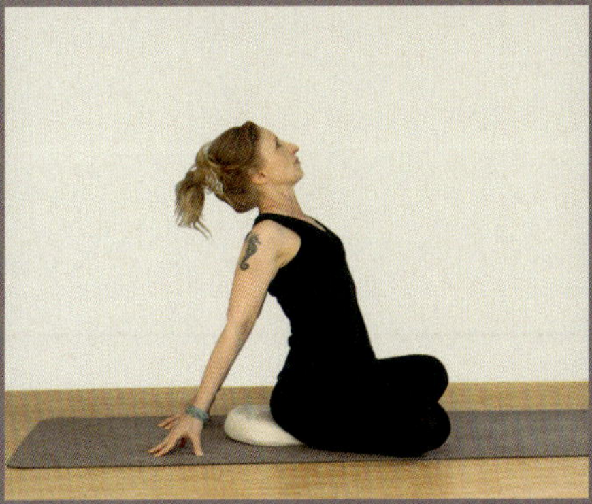

Rückwärtsbeuge im Schneidersitz

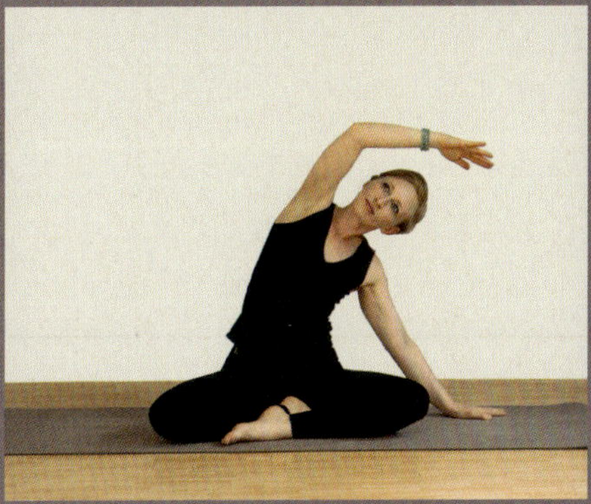

Seitneigung im Schneidersitz

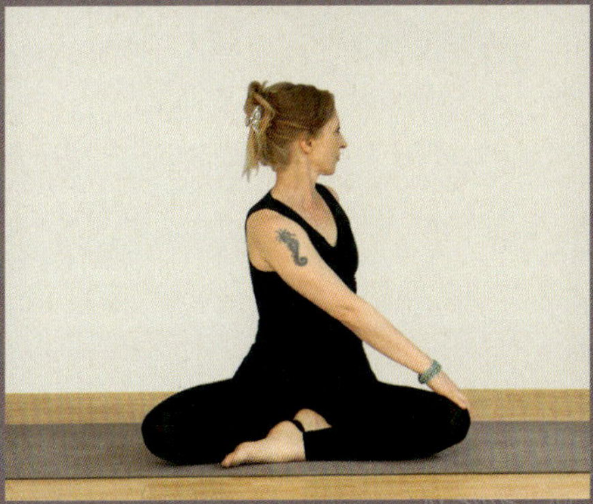

Rotation im Schneidersitz

PRINZIP 7

BAUCHSPANNUNG – DIE AKTIVE KÖRPERMITTE

Aktive Bauchmuskeln schaffen Rumpfstabilität und bringen damit Länge in die Körperachse, die aus Wirbelsäule und Becken besteht. Die aktivierte Körpermitte schenkt Balance, schützt den unteren Rücken insbesondere in Rückwärtsbeugen und aktiviert den Beckenboden.

Um die Bauchmuskulatur zu aktivieren, ziehst du den Unterbauch oder den Nabel nach innen. Du kannst dir auch einen engen breiten Stretchgürtel vorstellen, den du dir umlegst, oder das Schambein Richtung Bauchnabel ziehen. Ebenso kannst du das Steißbein einrollen und es Richtung Schambein ziehen. Es gibt zahlreiche Anleitungen und Möglichkeiten, die Körpermitte zu aktivieren.

Dieser aktive Bauch wird auch Core genannt, im Pilates Powerhouse und im Yoga trägt er den Namen Uddhiyana Bandha und wird mit dem Nabelchakra - Manipura Ckakra - gleichgesetzt. Besonders wichtig ist die Bauchspannung in Rückwärtsbeugen und ebenso in Vorbeugen, Rotationen und Balancen.

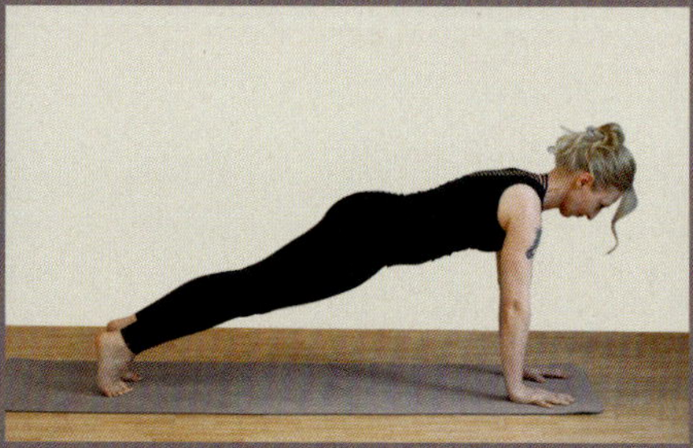

Brett / Planke mit aktiver Körpermitte

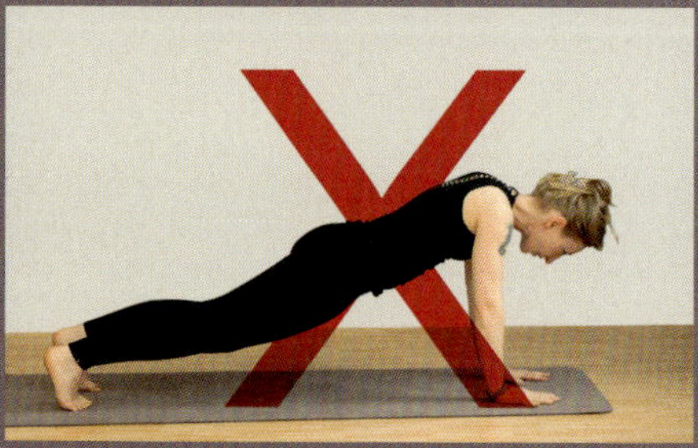

Brett / Planke – *Bauchspannung und Länge in der Körperachse fehlen*

PRINZIP 8

BALANCE FINDEN – WENIGER IST MEHR

Höher, schneller, weiter – ein Trend unserer modernen Welt. Dieses Leistungsdenken ist ein lukratives Geschäft und der Motor des Kapitalismus. Beim Yoga üben darfst du solche Gedanken vergessen. Yoga soll dir guttun. Und unser Körper ist nicht darauf ausgelegt, dauerhaft maximal belastet und beansprucht zu werden. Damit förderst du lediglich Erschöpfung, Verschleiß und den Alterungsprozess.

Es ist also nicht sinnvoll, kontinuierlich an deine körperlichen Grenzen zu gehen. Dies würde auch den ersten beiden Prinzipien widersprechen. Es geht vielmehr um die Balance zwischen Schonen und Fordern, Belastung und Entlastung, Anspannung und Entspannung, Anstrengung und Mühelosigkeit – im Yoga nennt sich diese Balance das Gleichgewicht von sthira und sukha. Da du vermutlich eher auf Leistung konditioniert bist, findest du deine Balance wahrscheinlich eher durch ein Weniger als durch ein Mehr.

Während die Muskulatur trainiert werden kann, sind die Gelenke nicht dazu geeignet, dauerhaft oder über einen längeren Zeitraum stark belastet zu werden. Fordere sie deshalb nicht zu Höchstleistungen auf. Beanspruche sie nicht bis zum maximalen Möglichen, sondern behalte einen kleinen Spielraum bei.

Wenn deine Muskeln an ihre Grenzen kommen, verlasse die Haltung, weil du andernfalls deine Muskulatur nicht mehr trainierst, sondern schädigen kannst. Zudem entsteht Druck auf die Gelenke und ihre Stabilität geht verloren, wenn die Muskeln ermüden und ihnen die Kraft ausgeht.

PRINZIP 9

DIE BEINACHSEN AUSRICHTEN – RICHTIG STEHEN I

Die Beine sind die unteren Extremitäten des Körpers. Sie bestehen aus Hüftgelenk, Oberschenkel, Knie, Unterschenkel, Sprunggelenk und Füßen. Um die Beine anatomisch sinnvoll in den Yogahaltungen auszurichten, gelten drei wichtige Regeln:

Schau dir an, wie Hüfte und Becken ausgerichtet sind. Passend dazu stellst du deinen Fuß am Boden auf. Lasse auf diese Weise Zehen, Kniescheibe und Hüfte in dieselbe Richtung zeigen.

Aktiviere deinen Fuß und erde dazu Groß- und Kleinzehenballen (Quergewölbe), sowie Großzehenballen, Ferse und Fußaußenkante (Längsgewölbe). Dein Unterschenkel dreht sich auf diese Weise leicht nach innen. Schiebe deinen Sitzbeinhöcker (Sitzknochen) nach außen, um den Oberschenkel damit leicht in eine Außenrotation zu bringen.

Ein gestrecktes Bein bedeutet, dass du eine Mikrobeugung im Knie entstehen lässt, um Druck auf das Gelenk zu vermeiden. Alternativ dazu kannst du das Bein auch tatsächlich strecken und durch das Anspannen der Muskeln in der Oberschenkelvorderseite die Kniescheibe nach oben ziehen. Auf diese Weise schützt du ebenfalls das Kniegelenk.

Das Knie ist ein Scharniergelenk. Seine Aufgabe ist das Beugen und Strecken der Beine. Es hat zwar einen kleinen Spielraum für Kippungen und Drehungen, aber dies nur in gebeigtem Zustand und um unerwartete oder versehentlich falsche Bewegungen auffangen zu können. Um ungewollte Fehlbelastungen in den Knien zu vermeiden, wende unbedingt das erste Prinzip an. Andernfalls läufst du Gefahr, dir unbeabsichtigt deine Knie zu verdrehen, was sie verletzen und schädigen kann.

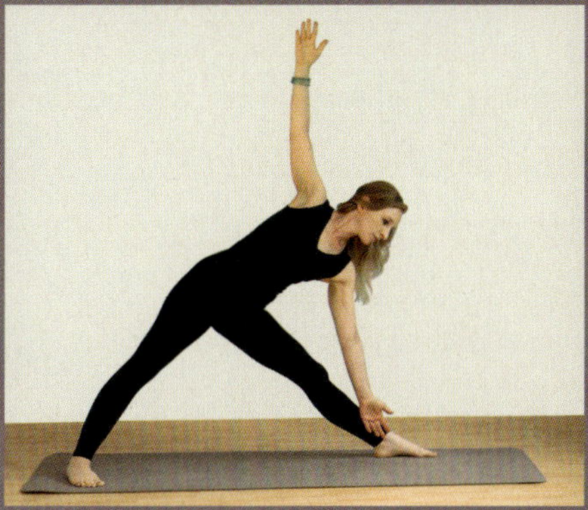

Dreieck – *ausgerichtete Beinachsen*

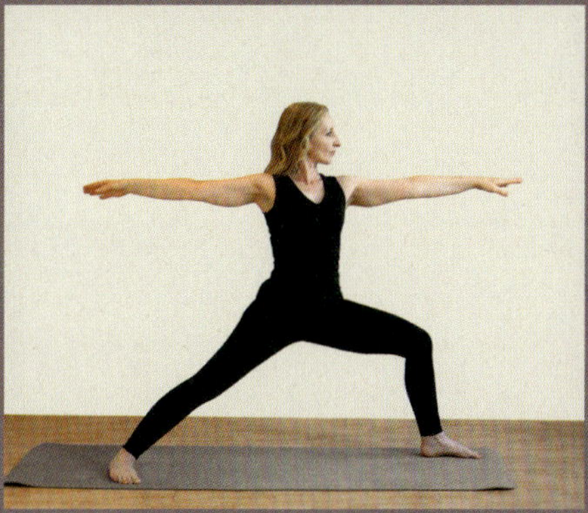

Krieger 2 – *ausgerichtete Beinachsen*

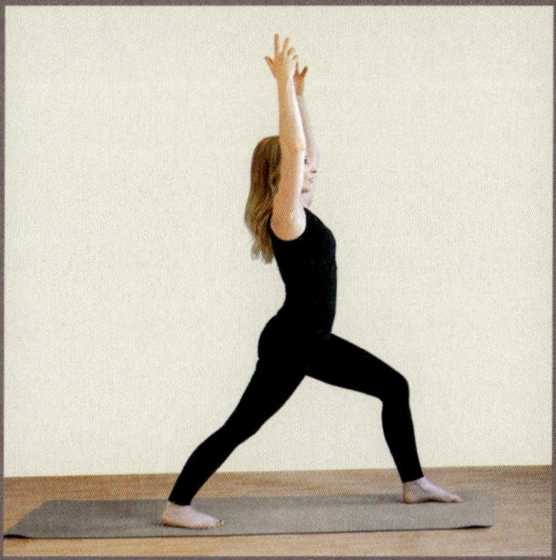

Krieger 1 – *klassische Ausrichtung mit ausgerichteten Beinachsen*

PRINZIP 10

AKTIVE FÜSSE – RICHTIG STEHEN II

Die Füße sind komplexe Körperteile und zählen mit den Beinen zu den unteren Extremitäten. Sie sind über die Sprunggelenke mit den Unterschenkeln verbunden. In jedem Fuß stecken 20 Muskeln, über 100 Bänder 26 Knochen und insgesamt 33 Gelenke (Deutsches Zentrum für Orthopädie, 2024).

Deine Füße tragen dich durch dein Leben und verbinden dich mit Mutter Erde. Um anatomisch sinnvoll zu stehen, aktiviere deinen Fuß. Dazu erdest du Groß- und Kleinzehenballen. Schiebe Großzehenballen, Ferse und Fußaußenkante in den Boden. Auf diese Weise aktiviert sich auch das Fußlängsgewölbe, das über die Innenseite der Fußsohle verläuft.

Der Bodenkontakt fühlt sich stabil und geerdet an. Du stehst sicher und wirkst Fußfehlstellungen wie Senkfüßen, Spreizfüßen und Knickfüßen entgegen.

PRINZIP 11

DIE ARMACHSEN AUSRICHTEN – RICHTIG STÜTZEN I

Die Arme werden als obere Extremitäten bezeichnet und sind durch die Hände gleichzeitig unsere Greifwerkzeuge und das Zuhause der Feinmotorik. Schulter, Oberarm, Ellbogen, Unterarm, Handgelenk und Hand bilden gemeinsam den Arm.

Um deinen Körper in Stützhaltungen anatomisch sinnvoll auszurichten, gilt Folgendes:

Spreize deine Finger moderat und erde aktiv deinen Handteller und die Fingerkuppen. Achte darauf, dass dein Zeigefingerballen und auch der Daumenballen Bodenkontakt haben.

Lasse deinen Ellenbogen minimal gebeugt und drehe ihn nach hinten, weg von den Fingern. Dadurch entsteht im Unterarm eine leichte Innenrotation und die beiden Unterarmknochen Elle und Speiche kreuzen sich, was den Unterarm belastbarer macht und mehr Gewicht tragen lässt.

Im Oberarm sollte eine leichte Außenrotation bestehen. Der Kopf des Oberarmknochens wird dabei in das Schultergelenk gedreht und stabilisiert dieses. Zudem schmiegt sich das Schulterblatt an den oberen Rücken an, wodurch Schultergelenk und Schultergürtel zusätzlich stabilisiert werden.

Die Armachsen auf diese Weise auszurichten, entlastet beim Stützen die Handgelenke. Du stabilisierst und schützt außerdem das Schultergelenk.

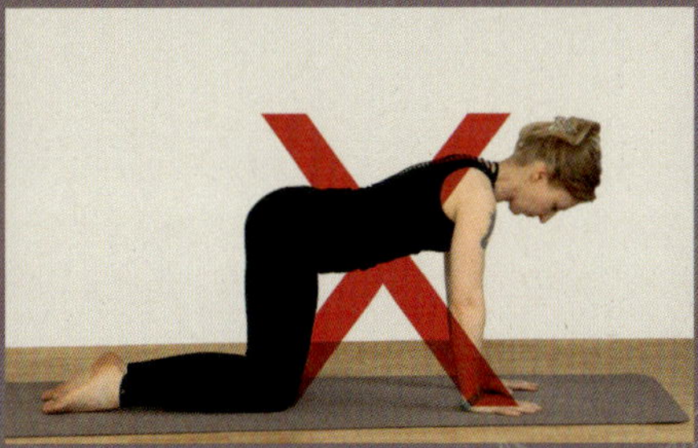

Vierfußstand ohne Ausrichtung der Armachsen

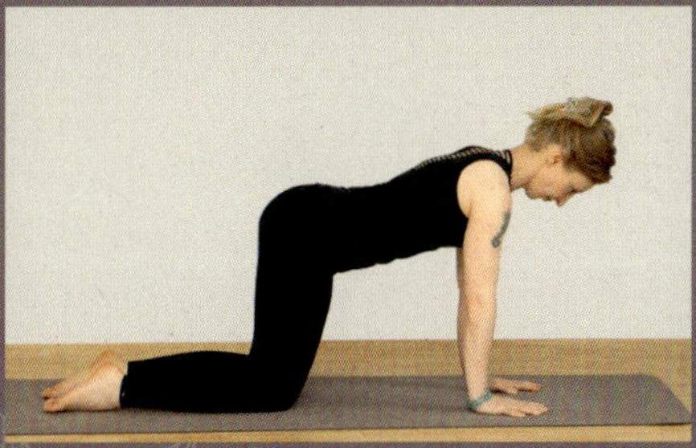

Vierfußstand mit Ausrichtung der Armachsen

PRINZIP 12

AKTIVE HÄNDE – RICHTIG STÜTZEN II

Die Hände sind über die Handgelenke mit dem Unterarm verbunden. In jeder Hand befinden sich 39 Muskeln, 27 Knochen, 36 Gelenke und zahlreiche Sehnen und Bänder. Zudem befinden sich in den Unterarmen zahlreiche Muskeln, die für die Bewegung der einzelnen Finger zuständig sind.

Deine Hände verbinden dich mit der Welt. In ihnen ist die Feinmotorik beheimatet. Sie sind Greifwerkzeuge und Sinnesorgane in einem, denn insbesondere in den Fingerbeeren befinden sich zahlreiche Tastkörperchen. Dadurch ist die Haut als unser Tastsinn hier besonders sensibel (Deutsches Zentrum für Orthopädie, 2024). Du agierst, reagierst und gestikulierst mit Hilfe der Hände. Sie sind Teil deiner Ausdrucksfähigkeit und Kommunikation.

Um deine Hände in Stützhaltungen anatomisch sinnvoll einzusetzen und dadurch Druckbelastung auf die Handgelenke zu vermeiden, aktivere deine Hände:

Dazu fächerst du deine Finger etwas auf und legst die Handflächen sowie die gestreckten Finger am Boden ab. Du schiebst mit deinen Handtellern und mit den Fingerkuppen in den Boden. Achte darauf, dass sowohl Zeigefingerballen als auch der Daumenballen Bodenkontakt haben.

Wenn du mit dieser Technik startest, wirst du möglicherweise feststellen, dass es anstrengend ist, diese Aktivität aufrecht zu erhalten, und dass deine Hände sowie die Unterarmmuskulatur schnell ermüden. Da wir uns im Alltag eher selten auf den Händen abstützen, darfst du geduldig mit dir sein und dir Zeit geben, diese häufig vernachlässigte Muskulatur zu trainieren.

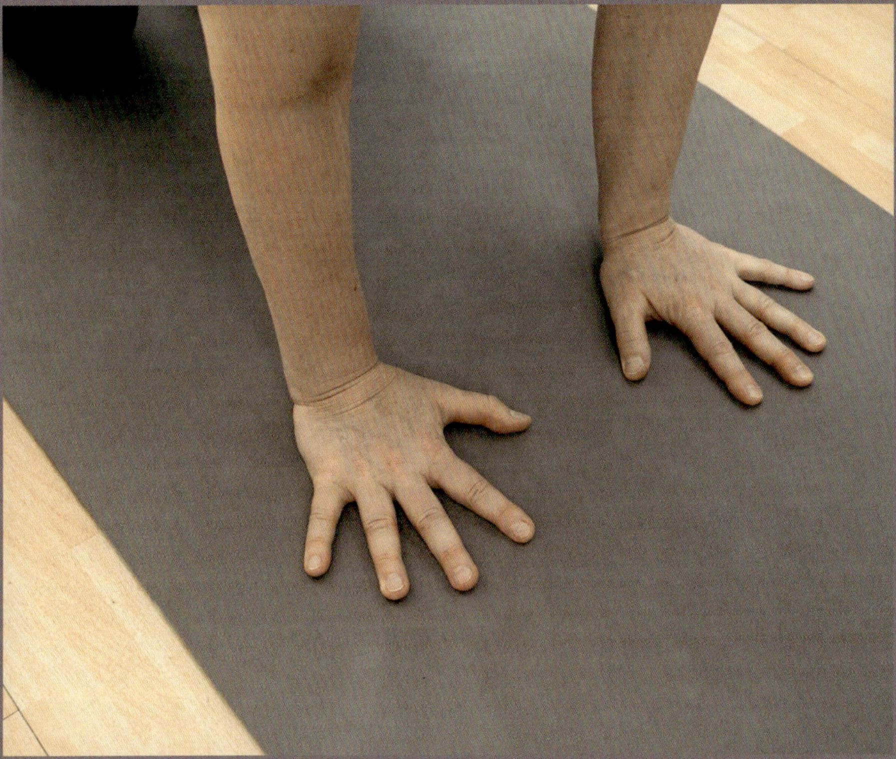

Aktive Hände

PRINZIP 13

RICHTIG ROTIEREN

Die Rotationsfähigkeit der Wirbelsäule leistet einen bedeutenden Beitrag zu einem beweglichen Körper und einer guten Lebensqualität. Wäre die Wirbelsäule nicht in der Lage, sich drehen zu können, wäre dein Alltag sehr erschwert, weil du deutlich bewegungseingeschränkt wärst. Es gibt zahlreiche Drehhaltungen im Yoga, mit Hilfe derer du die Fähigkeit zur Rotation der Wirbelsäule trainieren kannst. Diese nimmt bereits ab dem 20. Lebensjahr ab, wenn du sie nicht kontinuierlich übst.

Du kannst beim Rotieren allerdings auch einiges falsch machen und damit deine Wirbelsäule überlasten. Daher gilt in Bezug auf die Wirbelsäule grundsätzlich: „Erst die Länge, dann die Bewegung" (Prinzip 6).

Rotationen werden aus unterschiedlichen Ausgangslagen geübt, wie Sitzen, Knien, Stehen oder Liegen. Du richtest zuerst deine Körperachse aus, indem du Länge in ihr entstehen lässt. Dabei bilden stets das Steißbein und der Scheitel die beiden Endpunkte, die wie magnetische Pole auseinanderstreben. Erst in einem zweiten Schritt folgt die Rotation der Wirbelsäule. Übe solche Yogahaltungen stets auf beiden Seiten.

Einen Sonderfall stellen Rotationen im Liegen dar. Hier ist es besonders wichtig, die Körperachse im Lot auszurichten, um ungünstige Scherkräfte zu vermeiden. Oft werden liegende Drehungen aus der Rückenlage aufgebaut. Dazu setzt du das Becken etwas zur Seite um, damit Wirbelsäule und Becken in der Rotationsübung in ihrer Länge und damit im Lot ausgerichtet sind. Die Rotation des Oberkörpers übst du dann zur Gegenseite. Diese Regel gilt für alle Rotationen aus der Rückenlage, ganz unabhängig davon, ob deine Beine gestreckt oder gebeugt sind.

Du setzt das Becken in Rückenlage zum Beispiel ein paar Zentimeter nach rechts um und drehst den Oberkörper danach nach links. Alternativ dazu kannst du dich auch als Ausgangsposition auf die Seite legen. Interessanterweise setzen intuitiv das Becken um, wenn wir uns in eine Seitlage begeben und richten so die Körperachse im Lot aus. In einem zweiten Schritt kannst du dann aus dieser Position den Oberkörper rotieren.

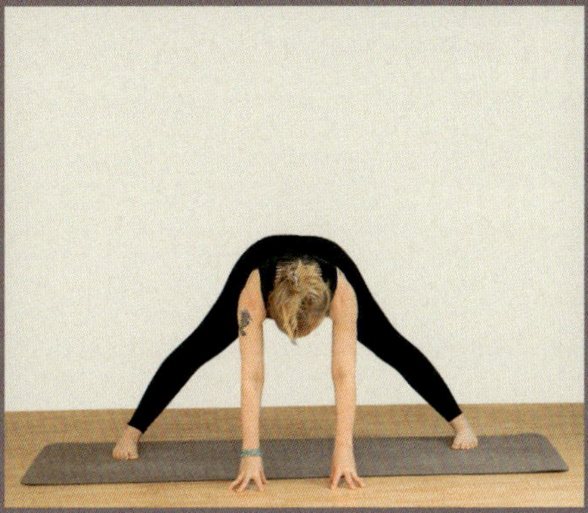

Breite Grätsche mit Länge in der Körperachse – *Vorbereitung der Rotation*

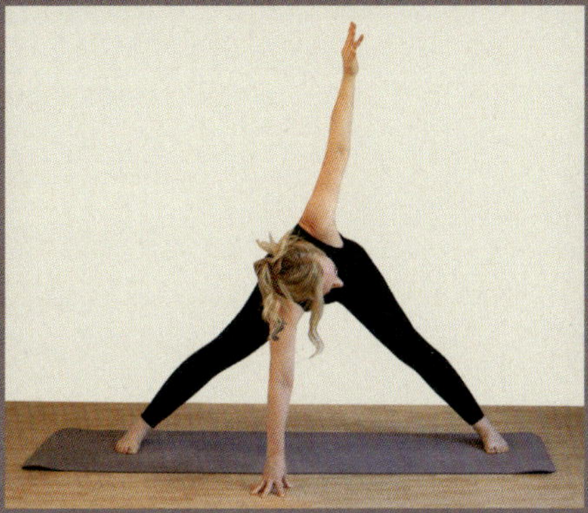

Windmühle – *Rotation aus der Länge der Körperachse*

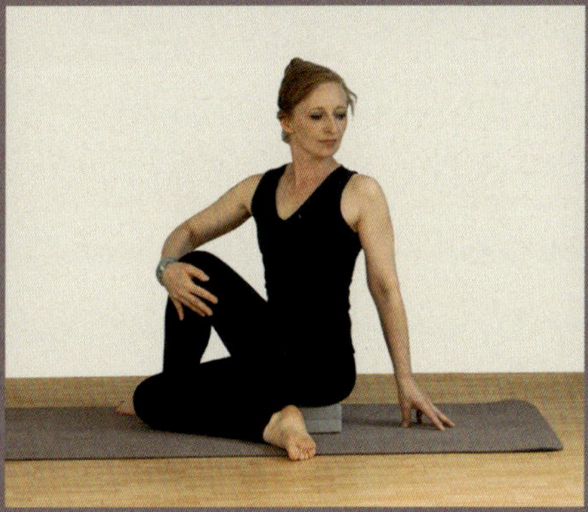

Drehsitz – *Rotation aus der Länge der Körperachse*

PRINZIP 14

RICHTIG VORBEUGEN

Den Oberkörper nach vorne zu beugen scheint eine durchaus geläufige Bewegung des Körpers zu sein. Allerdings beugen wir uns im Alltag zumeist nicht in Form einer Yoga-Vorbeuge nach vorne, sondern verkrümmen uns eher.

Verkrümmen ist aber nicht dasselbe wie die Vorbeuge, die auch Vorwärtsbeuge genannt wird. Eine Verkrümmung der Wirbelsäule belastet im Gegenteil die Bandscheiben.

Es gibt eine Vielzahl von Vorbeugen im Yoga, die meisten davon werden im Sitzen geübt. Auch hier gilt grundsätzlich Prinzip 6 „Erst die Länge, dann die Bewegung". Um anatomisch sinnvoll zu üben, beugst du den Oberkörper aus den Hüftgelenken nach vorne und kippst dein Becken, sodass Steißbein und Scheitel auseinanderstreben können. Stell dir die beiden als magnetische Pole vor, die möglichst viel Abstand zueinander haben wollen. In Vorbeugen schiebst du deinen Scheitel in Richtung deiner Füße. Dabei ist es irrelevant, wie tief du dich vorbeugen kannst. Es spielt ebenfalls keine Rolle, wie sehr sich deine Nasenspitze deinen Beinen annähert.

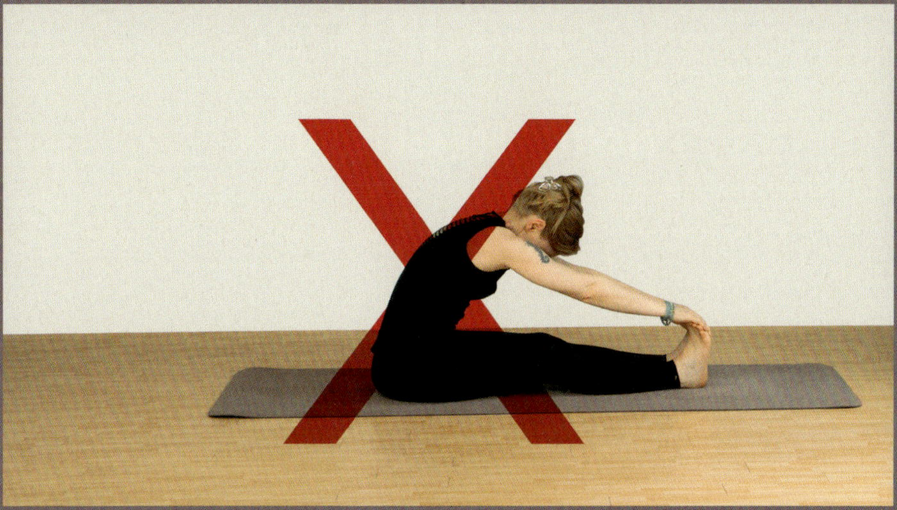

Sitzende Vorbeuge mit Verkrümmung der Wirbelsäule

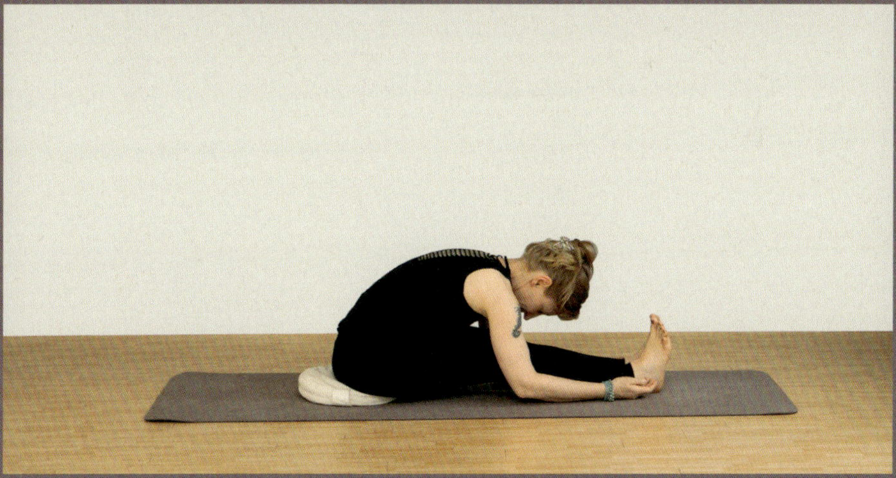

Sitzende Vorbeuge mit Länge in der Körperachse

PRINZIP 15

RICHTIG RÜCKWÄRTSBEUGEN

Der Rückwärtsbeuge, auch Rückbeuge genannt, wird eine vitalisierende Wirkung nachgesagt. Diese Bewegungsrichtung der Wirbelsäule kommt im Alltag ganz im Gegensatz zu der Vorwärtsbeuge kaum vor.

Rückwärtsbeugen haben rein gar nichts mit dem berühmten Hohlkreuz zu tun. Um dich anatomisch sinnvoll nach hinten zu beugen, lässt du zuerst Länge in deiner Körperachse entstehen (Prinzip 6). Achte darauf, deine Körpermitte auch während der Rückbeuge aktiv zu halten. Die Rückwärtsbeuge entsteht aus dem oberen Rücken und damit aus der Brustwirbelsäule heraus, indem du das Brustbein nach oben schiebst und dich achtsam zurücklehnst. Die Halswirbelsäule formt gemeinsam mit der Brustwirbelsäule einen harmonischen Bogen. Das erreichst du, indem du den Nacken lang hältst. Dazu kannst du dir einen Ball in der Größe einer Grapefruit visualisieren, den du zwischen Kinn und Brust einklemmst und festhältst.

Um Rückwärtsbeugen wieder zu verlassen, aktivierst du kraftvoll deine Bauchmuskulatur und die Muskeln der Halsvorderseite. Vermeide ein Herausdrehen, denn dadurch würdest du zwei Bewegungsrichtungen deiner Wirbelsäule miteinander kombinieren, was sich ungünstig auf deine Bandscheiben und Wirbel auswirken kann.

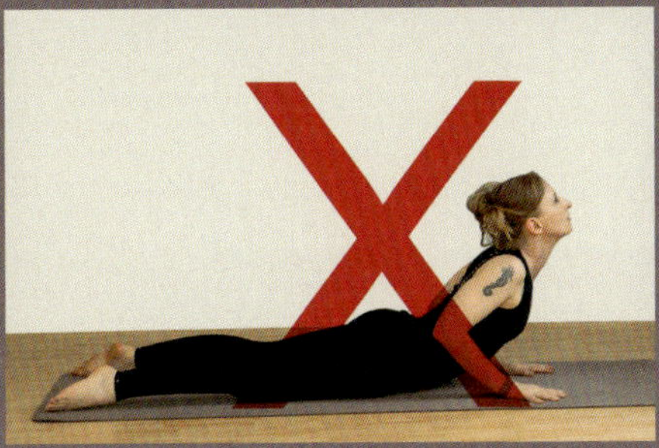

Kobra mit fehlender Länge in der Halswirbelsäule

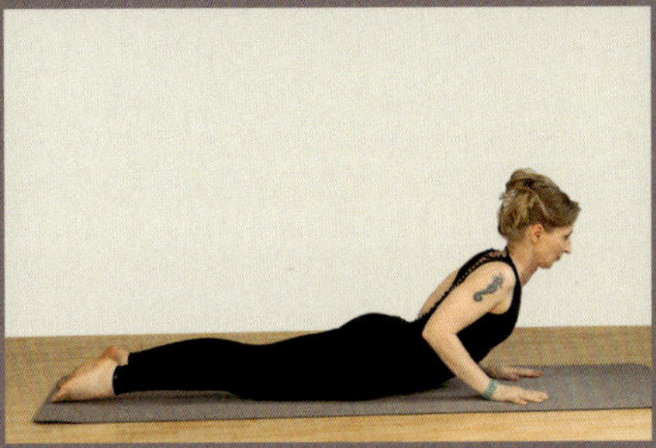

Kobra – *Rückwärtsbeuge mit Länge in der Körperachse*

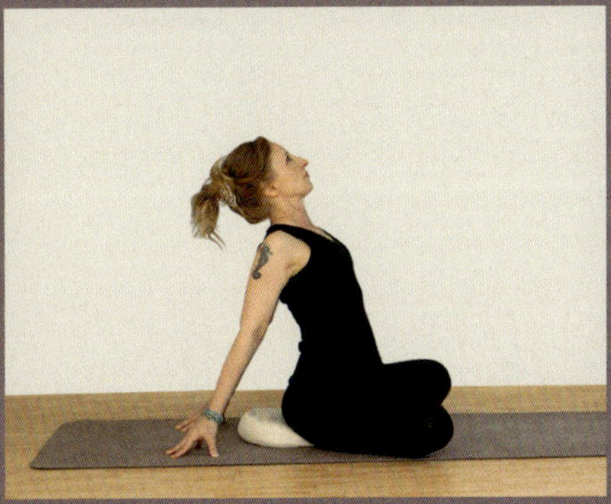

Rückwärtsbeuge im Schneidersitz

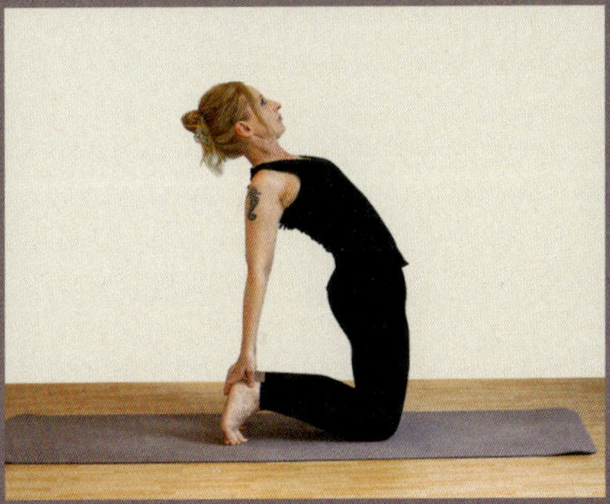

Kamel – *Rückwärtsbeuge aus dem oberen Rücken und Länge in der Körperachse*

PRINZIP 16

RICHTIG PLANKEN – DAS BERÜHMTE CHATURANGA

Die Planke ist eine Yogahaltung und zugleich die Ausgangsposition für den Liegestütz. Sie heißt im englischen „plank" und wird auch Brett oder Stock genannt.

Ein sehr bekannter und durchaus beliebter Bewegungsablauf ist das so genannte Chaturanga, was eigentlich chaturanga dandasana heißt. Es ist Teil des berühmtesten aller Yogaflows, dem Sonnengruß. Bei diesem berühmten Übergang beugst du in der Planke die Ellenbogen mit am Oberkörper anliegenden Armen. Spätestens wenn deine Schultern auf Höhe der Ellenbogen abgesenkt sind, schiebst du Kopf und Brustbein nach vorne und streckst die Arme. Die Füße drücken mit den Spannen oder aufgestellten Zehen in den Boden und bieten dir auf diese Weise einen Hebel, um deine Körpervorderseite noch besser in die Rückwärtsbeuge des Heraufschauenden Hundes aufspannen und längen zu können.

Es geschieht häufig, dass Übende sich zu tief absenken und erst dann beginnen, die Arme in den Heraufschauenden Hund zu strecken, wenn die Schultern schon tiefer liegen als die Ellenbogen. Dadurch entsteht jedoch enormer Druck auf die Schultergelenke, was Schmerzen und Verletzungen zur Folge hat.

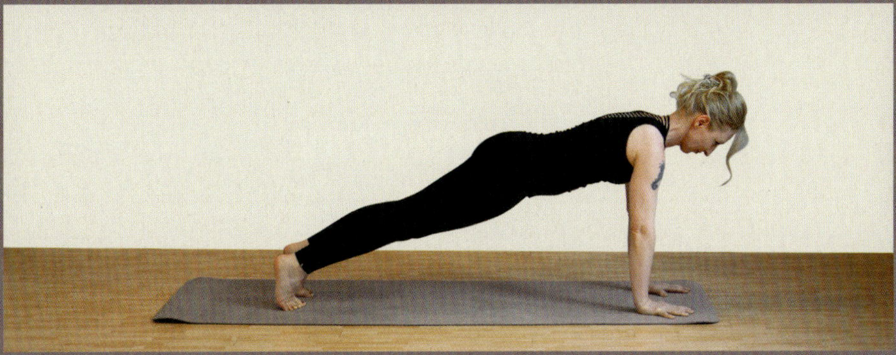

Ausgangsposition Brett – *aktive Körpermitte*

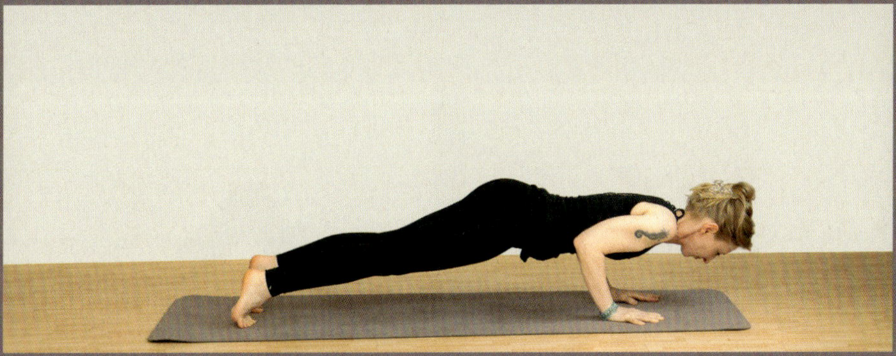

Liegestütz / Chaturanga – *die Schultern bleiben über den Ellenbogen*

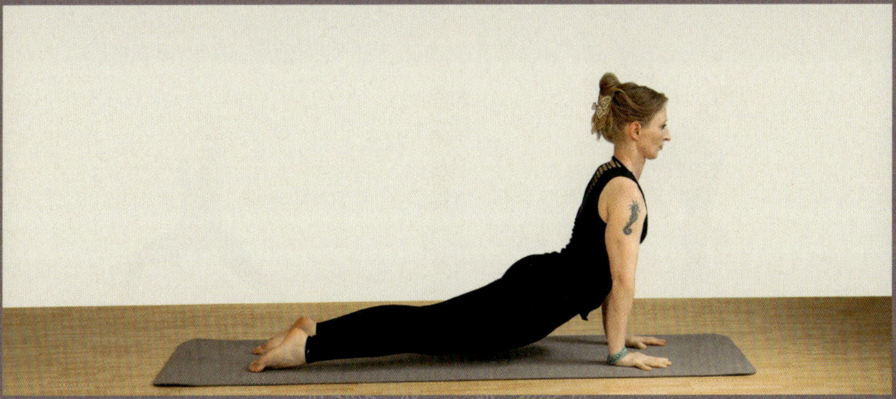

Heraufschauender Hund – *Rückwärtsbeuge aus dem oberen Rücken*

PRINZIP 17

PRIORITÄTEN SETZEN

Das Üben der Yogahaltungen ist zugleich das Trainieren von Achtsamkeit. Du übst, dich zu fokussieren und dich auf das Hier und Jetzt zu konzentrieren.

Wenn du die Ausrichtungsprinzipien verstanden hast, fällt es dir leicht, in den Yogahaltungen Prioritäten zu erkennen und sie umzusetzen. Du verstehst, was in den Asanas wichtig und was nebensächlich ist. So entlarvst du letztlich auch gewisse Anweisungen bezüglich der Ausrichtung in den Yogahaltungen, als reines „Nice to have".

Den Atem fließen zu lassen ist wichtiger als Atemregeln zu folgen.

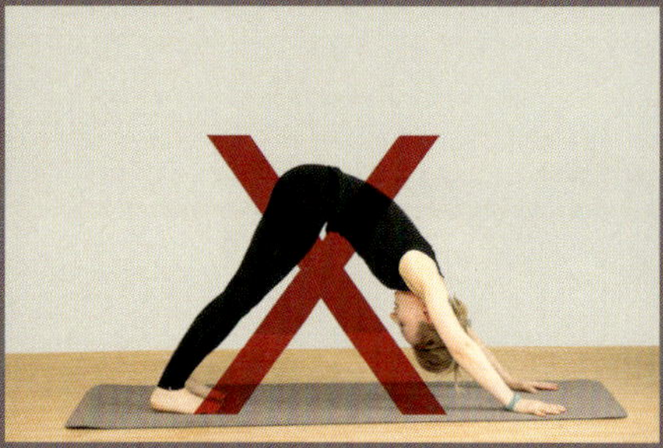

Herabschauender Hund – *Durch die gestreckten Beine und geerdeten Fersen leidet die Länge in der Körperachse.*

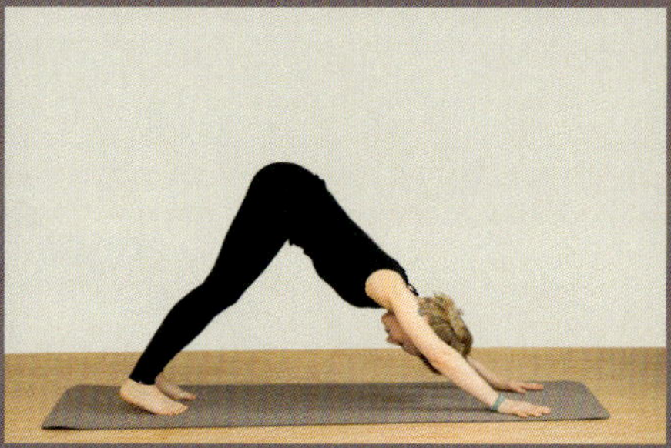

Herabschauender Hund – *Die Länge in der Köperachse ist wichtiger als gestreckte Beine und geerdete Fersen.*

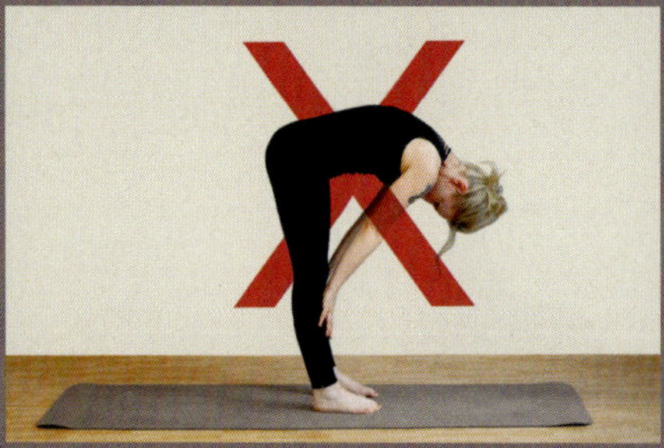

Stehende Vorbeuge – *Die Länge der Körperachse ist wichtiger als gestreckte Beine und geerdete Fersen.*

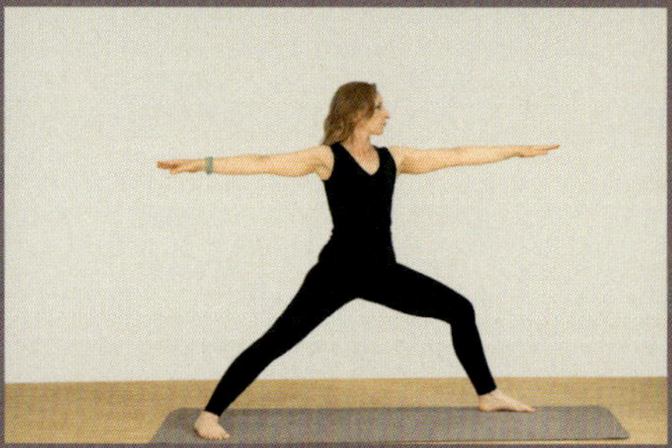

Krieger 2 – *Der sichere Stand als stabile Basis ist wichtiger als eine 90-Grad-Beugung des Knies.*

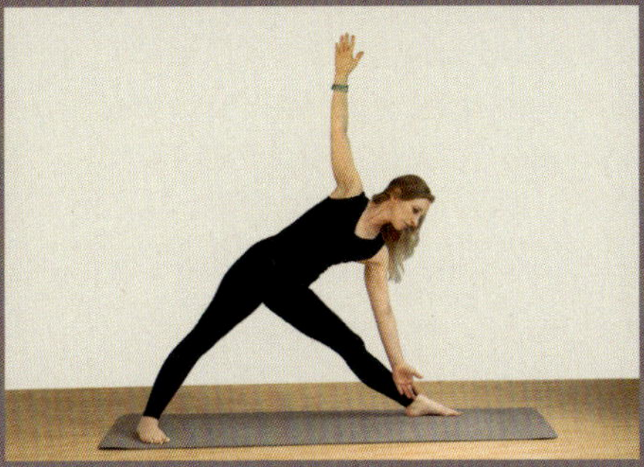

Dreieck – *Ein entspannter Nacken und Wohlgefühl in der Halswirbelsäule sind wichtiger als der Blick nach oben.*

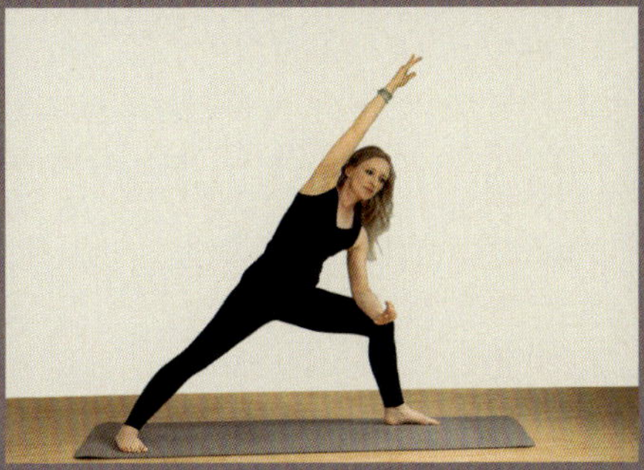

Seitwinkel – *Die korrekt ausgerichtete Beinachse ist wichtiger als das parallel zur Seite ausgerichtete Becken.*

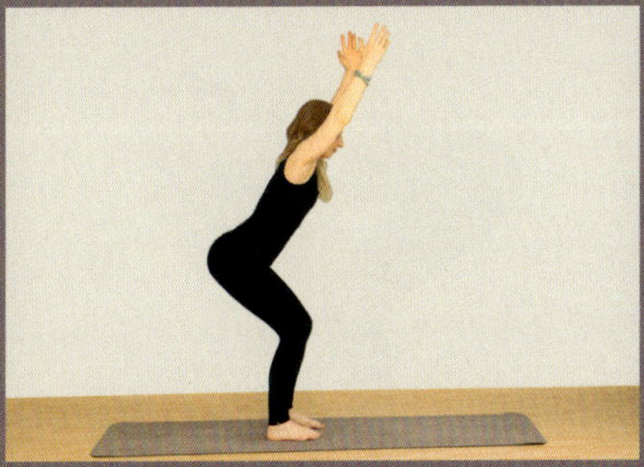

Blitz – *Die Knie über den Fußgelenken sind wichtiger als ein möglichst tiefer Sitz.*

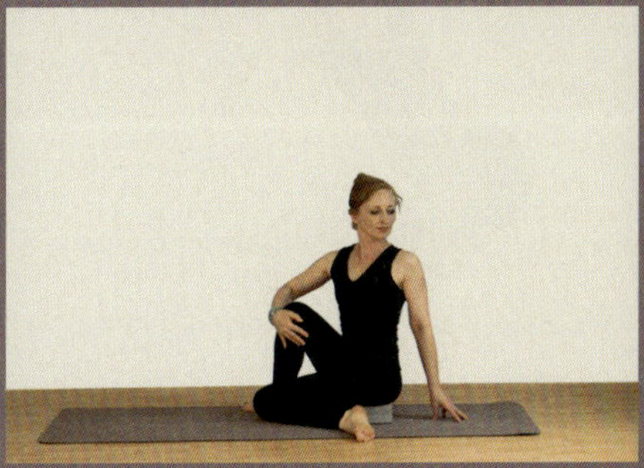

Drehsitz – *Die Länge in der Körperachse ist wichtiger als möglichst weit zu rotieren.*

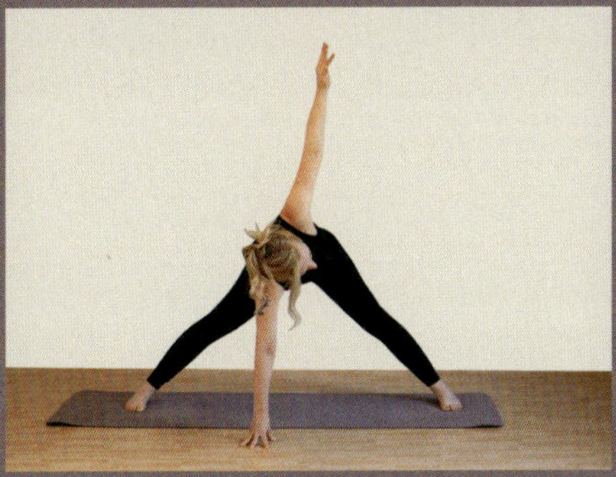

Den Arm entsprechend der möglichen Rotation anzuheben ist wichtiger als den Arm senkrecht nach oben zu strecken.

Tipp:

Die Arme über die Seiten zu heben und zu senken ist rückenschonend im Gegensatz zum Heben und Senken der Arme über vorne. Hebst und senkst du die Arme in Verlängerung des Oberkörpers, entsteht eine Hebelwirkung, die deine Rückenmuskeln fordert und bei fehlender Kraft Druck auf die Wirbelsäule samt Bandscheiben ausübt.

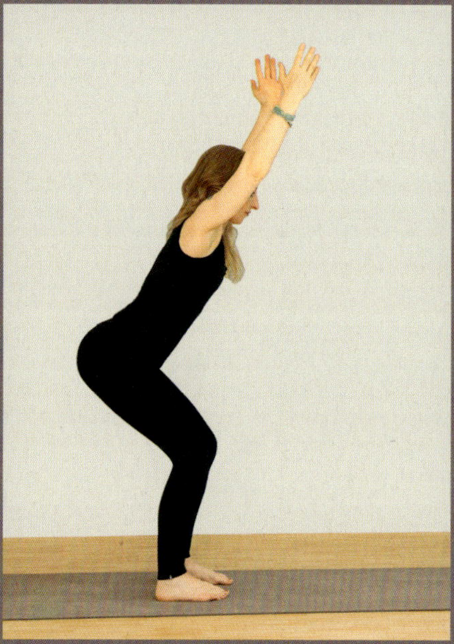

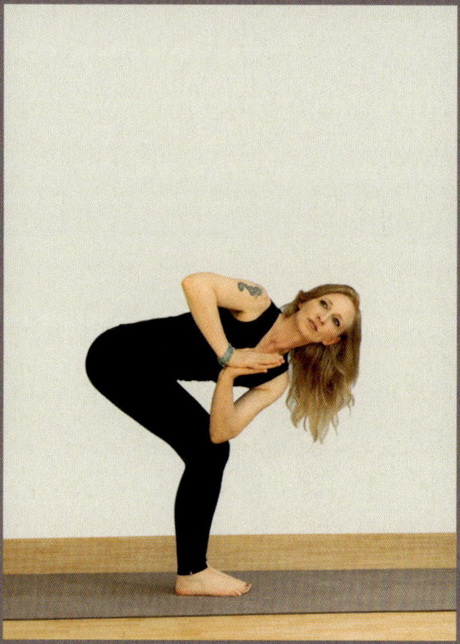

PRINZIP 18

MACH DEN LÄCHELTEST

Solange du die Ausrichtungsprinzipien befolgst, kannst du jederzeit während des Übens lächeln. Vergeht dir das Lächeln, hast du höchstwahrscheinlich deine Grenzen nicht akzeptiert und deinem Üben fehlt die Achtsamkeit.

YOGA RICHTIG ÜBEN – DIE 18 AUSRICHTUNGSPRINZIPIEN IN DER PRAXIS

Um Yoga richtig und damit auch anatomisch sinnvoll zu üben, müssen die Ausrichtungsprinzipien praktisch umgesetzt und angewendet werden. In den alten Schriften des Yoga werden 84 Asanas als zentrale Körperübungen beschrieben. Es soll insgesamt allerdings etwa 1.000 Yogahaltungen geben, es ist sogar die Rede von über acht Millionen (Yoga Vidya, 2022).

Die hier vorgestellten Yogahaltungen sind ausgewählte Übungen, die erfahrungsgemäß häufig falsch ausgeführt werden. Sie zählen zu den klassischen und zugleich zu den bekannten Yogahaltungen. Es gibt noch deutlich mehr Asanas, in denen man gewisse Fehler machen kann. Allerdings führt nicht jeder Fehler zu Schmerzen oder birgt das Risiko für Verletzungen. In den im Folgenden aufgelisteten Asanas erhöht sich durch eine falsche Ausrichtung oder Umsetzung allerdings das Risiko für Fehlbelastungen und Verletzungen deutlich. Es sind Yogahaltungen, die deshalb unbedingt mit einer gewissen Sorgfalt geübt werden sollten.

Die Berghaltung als erste vorgestellte Übung stellt dabei eine Ausnahme dar. Sich hierbei zu verletzen ist unwahrscheinlich, doch verdeutlicht dieses Asana die wichtigsten Ausrichtungsprinzipien.

Die beschriebenen Wege in die Übung und auch, um sie zu beenden, sind anatomisch sinnvolle Optionen. Es gibt darüber hinaus noch weitere Weg in die jeweiligen Asanas und ebenso, um die Haltungen wieder aufzulösen, die jedoch weniger geeignet sind. Auch bei den Übergängen ist es daher immer wichtig, die Ausrichtungsprinzipien zu beachten.

Als Ausgangspositionen und mögliche Anschlussübungen für die im Folgenden vorgestellten Yogaübungen sind vor allem diese klassischen Asanas relevant:

Ausfallschritt / Sprinter	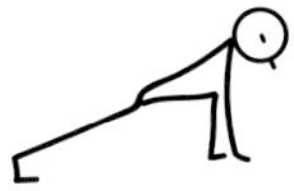	Kindeshaltung	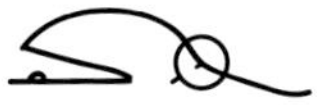
Bauchlage	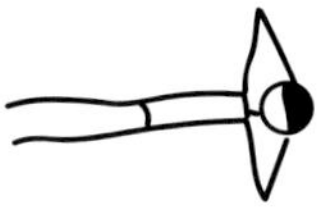	Kniestand	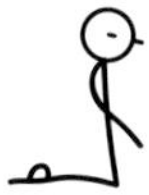
Berghaltung	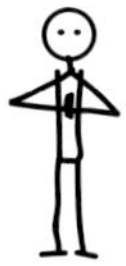	Langer Rücken / Halbe Vorbeuge	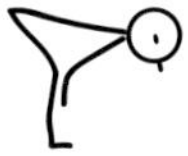
Brett / Planke	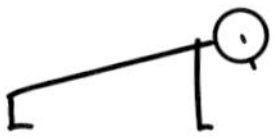	Stehende Vorbeuge	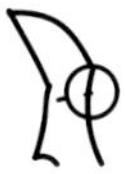
Entspannungshaltung	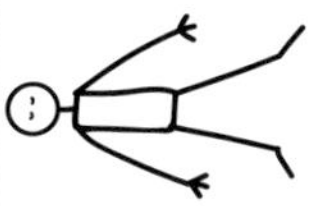	Stocksitz / Langsitz	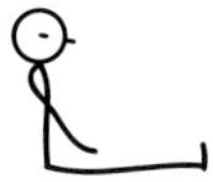
Fersensitz	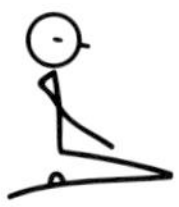	Vierfußstand	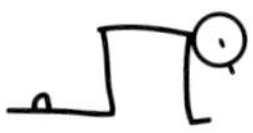
Herabschauender Hund	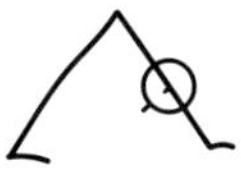	Rückenlage mit aufgestellten Füßen	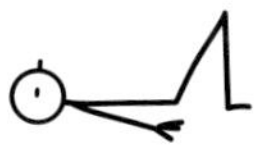

WICHTIG:
Lasse deinen Atem während des Übens fließen.
Atme durch die Nase ein und aus.

BERGHALTUNG – TADASANA

AUSFÜHRUNG:

1. Die Füße stehen hüftbreit und parallel.
2. Die Beine sind gestreckt. Lasse gerne die Knie minimal gebeugt. Alternativ streckst du die Beine und ziehst die Kniescheiben nach oben. Dazu spannst du die Muskeln in der Oberschenkelvorderseite an.
3. Die Körpermitte ist aktiviert, indem du den Unterbauch nach innen ziehst. Du spürst, wie sich dadurch die ganze Körperachse, bestehend aus Wirbelsäule und Becken, aufrichtet.
4. Das Brustbein ist angehoben, die Schultern sinken entspannt nach unten.
5. Der Kopf ruht auf der Wirbelsäule. Schiebe den Hinterkopf etwas zurück, um den Kopf und auch die Halswirbelsäule entsprechend aufzurichten. Viele Menschen haben die Tendenz zum Handynacken, bei dem Kopf und Hals nach vorn geneigt sind und dadurch enorme Kräfte an den Nackenmuskeln ziehen.
6. Der Scheitel zeigt nach oben.
7. Die Arme befinden sich neben dem Oberkörper. Nimm dazu die Schultern etwas zurück, indem du die Schulterblätter zueinander und nach unten schiebst.

DIESE PRINZIPIEN WENDEST DU AN:

Prinzip 1: Sei achtsam und höre zu
Übe bewusst und konzentriert. Spüre die Stabilität und Aufrichtung deines Körpers.

Prinzip 2: Selbstfürsorge und Akzeptanz
Zwinge dich zu nichts, ehre und feiere deine körperlichen Fähigkeiten und achte ebenso deine Grenzen.

Prinzip 4: Gelenk über Gelenk
Hüften, Knie und Sprunggelenke sind übereinander ausgerichtet. Ebenso befinden sich Schultern, Ellenbogen und Handgelenke in einer Vertikalen.

Prinzip 5: Vermeide Druck auf die Gelenke
In den Knien darf eine Mikrobeugung sein. Die Schultern sinken entspannt nach unten, ohne dass du sie aktiv nach unten drückst.

Prinzip 7: Bauchspannung – die aktive Körpermitte
Wenn du den Bauch und Bauchnabel nach innen ziehst, richtet sich automatisch deine Körperachse aus und deine Wirbelsäule streckt sich.

Prinzip 9: Die Beinachsen ausrichten – richtig stehen I
Verteile das Körpergewicht gleichmäßig auf beiden Füßen und gleichmäßig auf Zehenballen und Fersen. Die beiden Sitzbeinhöcker ziehen auseinander. Zehen, Kniescheiben und Hüftgelenke zeigen in dieselbe Richtung.

Prinzip 10: Aktive Füße – richtig stehen II
Erde dich über deine Füße. Aktiviere die beiden Fußgewölbe. Dazu schieben der Groß- und der Kleinzehenballen in den Boden, ebenso wie Fußaußenkante und Ferse.

Prinzip 18: Mach den Lächeltest
Entspanne deine Gesichts- und Kiefermuskeln und schenke dir selbst ein Lächeln.

In der Berghaltung ist eine Verletzung zwar eher unwahrscheinlich, doch an dieser Yogahaltung lässt sich sehr gut erkennen und auch spüren, ob du die Ausrichtungsprinzipien korrekt anwendest. Es geht vor allem um das richtige Stehen, die aktiven Füße, das Ansteuern der Bauchmuskeln für eine bewusst erlebte lange Körperachse und um die aktive Körpermitte.

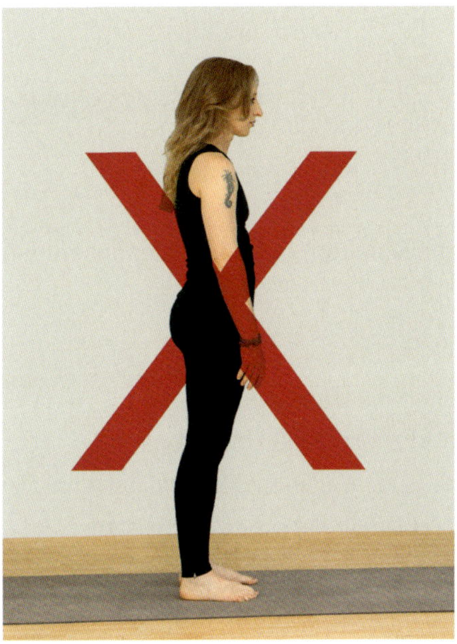

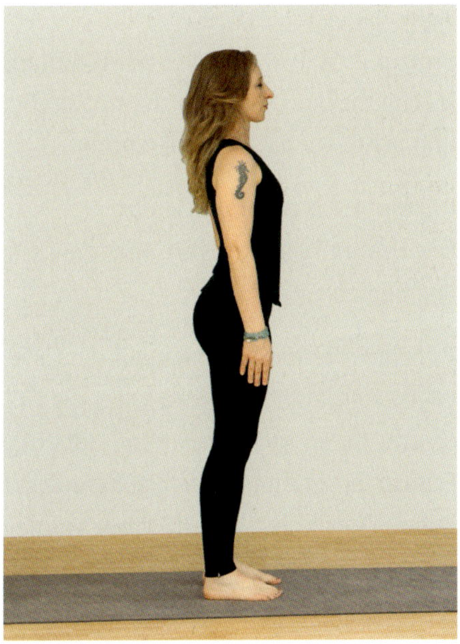

VIERFUSSSTAND – CHATUSHPADA

AUSFÜHRUNG:

1. Du kniest am Boden und platzierst die Handgelenke unter den Schultern. Die Finger sind aufgefächert. Die Arme sind gestreckt mit einer minimalen Beugung in den Ellenbogen.
2. Die Hüften sind über den Knien ausgerichtet und deine Beine sind parallel.
3. Schiebe die Handteller und alle zehn Fingerkuppen aktiv in den Boden. Achte darauf, dass auch die Daumen- und Zeigefingerballen geerdet sind.
4. Drehe die Ellenbogen nach hinten in Richtung Beine und stabilisiere so deine Arme und Schultern.
5. Die Körpermitte ist aktiviert und die Körperachse in ihrer Länge ausgerichtet.
6. Beende die Übung, indem du weiter in den Herabschauenden Hund, in die Kindeshaltung gehst oder dich in den Fersensitz setzt.

DIESE PRINZIPIEN WENDEST DU AN:

Prinzip 1: Sei achtsam und höre zu
Übe bewusst, um Signale deines Körpers wahrzunehmen. Achte auf deine Handgelenke und Knie.

Prinzip 2: Selbstfürsorge und Akzeptanz
Mache dir bewusst, dass du einzigartig bist. Feiere deine körperlichen Fähigkeiten und achte ebenso deine Grenzen.

Prinzip 4: Gelenk über Gelenk
Die Hüften befinden sich über den Knien, die Schultern über den Ellenbogen und Handgelenken.

Prinzip 5: Vermeide Druck auf die Gelenke
Lege eine gefaltete Decke unter die Knie, damit die Unterlage weicher ist, wenn es dir wie vielen Menschen geht, die aufgrund sensibler Knie Unwohlsein oder sogar Schmerzen in knieenden Positionen erfahren. Deine Ellenbogen sind minimal gebeugt. Durch die aktiven Hände vermeidest du Druck auf die Handgelenke.

Prinzip 7: Bauchspannung - die aktive Körpermitte
Wenn du die Bauchdecke nach innen ziehst, richtet sich automatisch deine Körperachse aus und deine Wirbelsäule streckt sich.

Prinzip 8: Balance finden - weniger ist mehr
Wenn du erst mit Yoga beginnst oder bisher das Prinzip des anatomisch sinnvollen Stützens nicht kanntest, können die Muskeln in den Unterarmen, die du für die aktiven Hände brauchst, schnell ermüden. Mache also jederzeit eine Pause. Vielleicht gehörst du auch zu den Menschen, die wenig bewegliche Handgelenke haben. Taste dich mit Achtsamkeit, Geduld und Nachsicht an das richtige Stützen heran.

Prinzip 11: Die Armachsen ausrichten - richtig stützen I
Die Ellenbogen sind minimal gebeugt, um Druck auf die Gelenke zu vermeiden. Wenn das gut gelingt, drehe die Ellenbogen nach hinten und stabilisiere auf diese Weise die Schultern.

Prinzip 12: Aktive Hände - richtig stützen II
Die Finger sind etwas aufgefächert und gestreckt. Handteller und Fingerkuppen schieben aktiv in den Boden.

Prinzip 18: Mach den Lächeltest
Entspanne deine Gesichts- und Kiefermuskeln und erlaube dir, zu lächeln.

Der Vierfußstand wirkt zwar harmlos, dennoch gibt es Potenzial für Fehler. In dieser grundlegenden Übung geht es darum, richtig zu stützen, die Hände zu aktivieren und das Aktivieren der Bauchmuskeln und damit der Körpermitte umzusetzen. Eine Basic Asana, in der also sehr viel Lernpotenzial steckt.

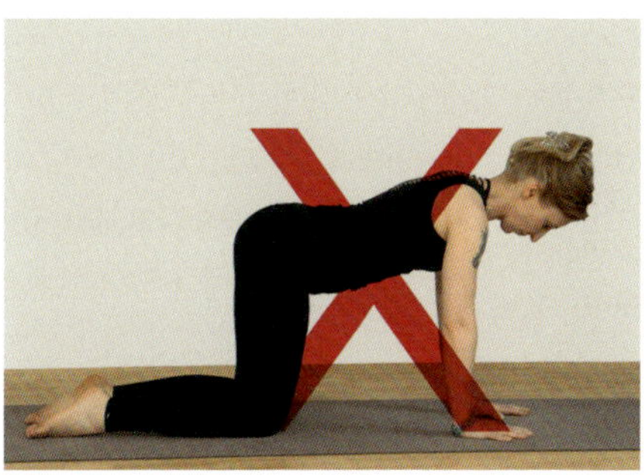

Vierfußstand ohne Ausrichtung der Armachsen

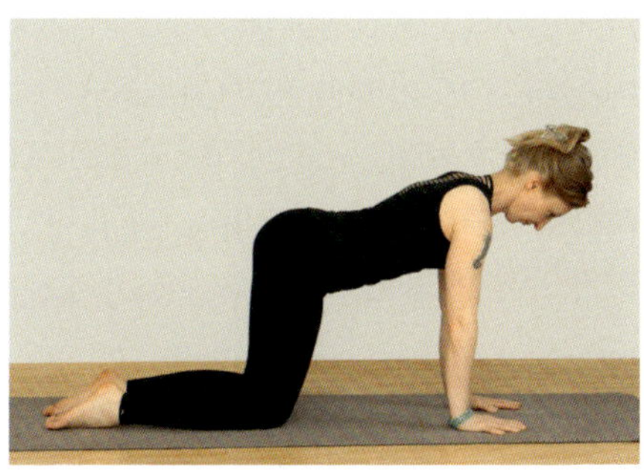

Vierfußstand mit ausgerichteten Armachsen

BLITZ / STUHL / MACHTVOLLE HALTUNG – UTKATASANA

AUSFÜHRUNG:

1. Komme in die Berghaltung. Die Füße stehen hüftbreit und parallel.
2. Der Bauch ist aktiviert, indem du den Unterbauch nach innen ziehst. Du spürst, wie sich dadurch auch die Wirbelsäule aufrichtet.
3. Beuge die Knie und setze dich auf einen imaginären Stuhl.
4. Schiebe das Becken nach hinten unten und bringe die Knie über die Sprunggelenke.
5. Hebe die Arme über die Seiten nach oben in Verlängerung des Oberkörpers an.
6. Der Nacken ist lang.
7. Lege deine Hände alternativ vor dein Herz. Deine Handflächen sind verbunden und die Daumen berühren das Brustbein.
8. Um die Übung zu beenden, streckst du die Beine in die Berghaltung (aufrechter Stand) oder beugst dein Oberkörper nach vorne und unten in den Stehende Vorbeuge.

DIESE PRINZIPIEN WENDEST DU AN:

Prinzip 1: Sei achtsam und höre zu
Achte auf den unteren Rücken und die Knie.

Prinzip 2: Selbstfürsorge und Akzeptanz
Zwinge dich zu nichts, sondern genieße dein Yoga. Der Blitz wird auch machtvolle Haltung genannt, weil du in ihr deine innere Power erspüren kannst.

Prinzip 3: Mut zum Individualismus
Entscheide selbst, wie tief du in diese Position gehen möchtest, in dem du die Knie weniger oder stärker beugst. Finde die für deine Schultern und deinen Nacken angenehme Armhaltung.

Prinzip 4: Gelenk über Gelenk
Richte die Knie über den Sprunggelenken aus.

Prinzip 5: Vermeide Druck auf die Gelenke
Indem du die Knie über den Fußgelenken platzierst, vermeidest du Druck. Übe außerdem nur so intensiv, wie sich deine Knie damit wohlfühlen. Je tiefer du in diese Hockstellung gehst, umso intensiver wird es für die Knie.

Prinzip 7: Bauchspannung – die aktive Körpermitte
Ziehe den Unterbauch nach innen und spüre die Länge und zugleich ein Gefühl von Freiheit im unteren Rücken.

Prinzip 8: Balance finden – weniger ist mehr
Finde dein Maß und die passende Mischung aus Anstrengung und Mühelosigkeit, Anspannung und Entspannung.

Prinzip 9: Die Beinachsen ausrichten – richtig stehen I
Die Beine sind parallel und du schiebst Groß- und Kleinzehenballen sowie Fersen in den Boden. Die Sitzbeinhöcker streben auseinander.

Prinzip 10: Aktive Füße – richtig stehen II
Aktiviere dein Fußlängs- und -quergewölbe. Die Füße stehen parallel.

Prinzip 17: Prioritäten setzen
Es ist wichtiger, die Knie über den Sprunggelenken zu platzieren, als dich möglichst tief in den Blitz zu hocken. Es ist wichtiger, dass Schulter- und Nackenbereich entspannt bleiben, als die Arme in Verlängerung des Oberkörpers nach oben zu strecken.

Prinzip 18: Mach den Lächeltest
Achte deine Grenzen und finde deine Balance, indem du ausprobierst, ob du im Blitz entspannt lächeln kannst.

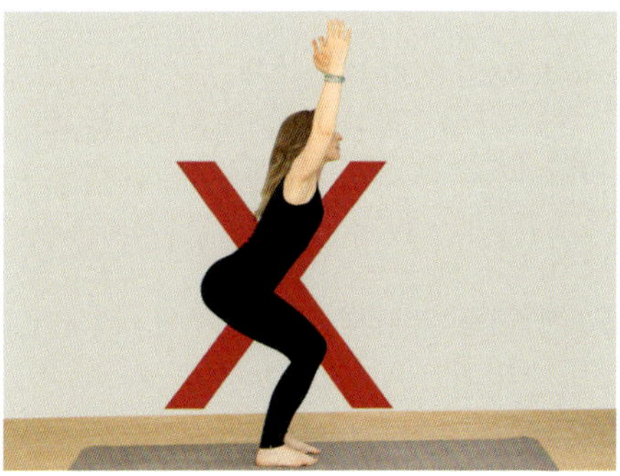

Blitz ohne aktive Körpermitte

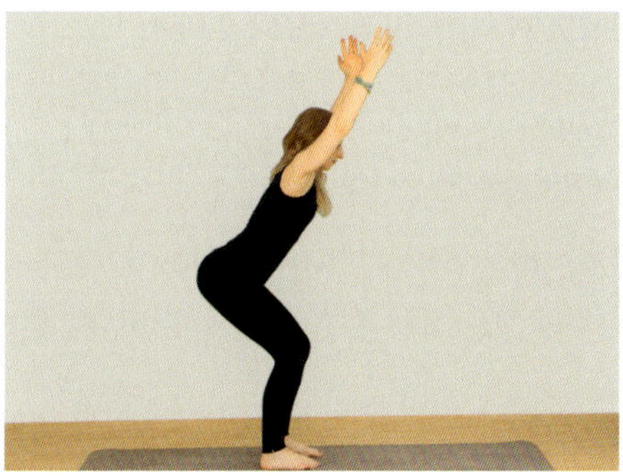

Blitz mit aktiver Körpermitte

GEDREHTER BLITZ – PARIVRITTA UTKATASANA

AUSFÜHRUNG:

1. Komme in die Berghaltung. Die Füße stehen hüftbreit und parallel. Alternativ dazu kannst du die Füße schließen, sodass sich die großen Zehen berühren.
2. Der Bauch ist aktiviert, indem du den Unterbauch nach innen ziehst. Du spürst, wie sich dadurch die Wirbelsäule aufrichtet.
3. Beuge die Knie und setze dich auf einen imaginären Stuhl.
4. Schiebe das Becken nach hinten unten und bringe die Knie über die Sprunggelenke.
5. Lege deine Hände vor dein Herz. Deine Handflächen sind verbunden und die Daumen berühren das Brustbein.
6. Beuge dich aus den Hüftgelenken mit einer langen Wirbelsäule noch weiter nach vorne, dass dein Rücken parallel zum Boden ausgerichtet ist.
7. Bringe den linken Ellenbogen außen an den rechten Oberschenkel, knapp oberhalb des Knies.
8. Die Unterarme bilden eine Linie, die Handflächen schieben gegeneinander.
9. Schiebe dein Steißbein nach hinten. Der Scheitel strebt in die entgegengesetzte Richtung. Deine Körpermitte ist aktiv.
10. Finde einen Fokuspunkt, der sich für deinen Hals und besonders deinen Nacken gut anfühlt.
11. Komme zurück in den Blitz und wiederhole die Übung zur anderen Seite. Begebe dich anschließend wieder in den Blitz und von dort in die Berghaltung oder die Stehende Vorbeuge.

DIESE PRINZIPIEN WENDEST DU AN:

Prinzip 1: Sei achtsam und höre zu
Spüre in der Drehung die Länge in der Wirbelsäule.

Prinzip 2: Selbstfürsorge und Akzeptanz
Drehe dich nur so weit, wie es angenehm ist. Erzwinge nichts.

Prinzip 3: Mut zum Individualismus
Entscheide selbst, wie tief du in diese Position gehen möchtest, in dem du die Knie weniger oder stärker beugst. Drehe den Oberkörper nur soweit, dass es sich

angenehm anfühlt. Wenn du stattdessen lieber den normalen Blitz übst, ist das vollkommen in Ordnung.

Prinzip 4: Gelenk über Gelenk
Richte die Knie über den Sprunggelenken aus.

Prinzip 5: Vermeide Druck auf die Gelenke
Gelenk über Gelenk zu platzieren, vermeidet bereits Druck. Wichtig ist auch, nur so intensiv zu üben, dass sich Knie, Wirbelsäule und Kreuzbein damit wohlfühlen. Je tiefer du in diese Hockstellung gehst, umso intensiver wird sie für die Knie. Je weiter du rotierst, umso höher wird die Wahrscheinlichkeit, Wirbelsäule oder Iliosakralgelenk zu überfordern.

Prinzip 6: Erst die Länge, dann die Bewegung
Schaffe Länge in deiner Körperachse. Dazu aktivierst du die Bauchmuskeln.

Prinzip 7: Bauchspannung - die aktive Körpermitte
Ziehe den Unterbauch flächig nach innen, spüre die Länge und zugleich ein Gefühl von Freiheit im unteren Rücken.

Prinzip 8: Balance finden - weniger ist mehr
Finde dein Maß und die passende Mischung aus Anstrengung und Mühelosigkeit, Anspannung und Entspannung.

Prinzip 9: Die Beinachsen ausrichten - richtig stehen I
Die Beine sind parallel und du schiebst Groß- und Kleinzehenballen sowie Fersen in den Boden. Die Sitzbeinhöcker streben auseinander.

Prinzip 10: Aktive Füße - richtig stehen II
Aktiviere dein Fußlängs- und -quergewölbe. Die Füße stehen parallel.

Prinzip 13: Richtig rotieren
Drehbewegungen der Wirbelsäule sind gesund und wohltuend, wenn du die Rotation aus der Länge der Körperachse entstehen lässt. Schiebe dazu auch während der Drehung das Steißbein nach hinten und den Scheitel nach vorne. Außerdem solltest du dich nur so weit drehen, wie es angenehm ist. Übe besonders achtsam beim Nutzen von Hebeln wie hier den Armen.

Prinzip 17: Prioritäten setzen
Die Knie über den Fußgelenken auszurichten ist wichtiger als dich möglichst tief zu hocken. Der Erhalt der Länge in der Körperachse ist wichtiger als eine möglichst intensive Drehung.

Prinzip 18: Mach den Lächeltest
Wenn du deine Balance gefunden hast und achtsam übst, ist auch in dieser kraftvollen Übung zumindest innerlich ein Lächeln möglich.

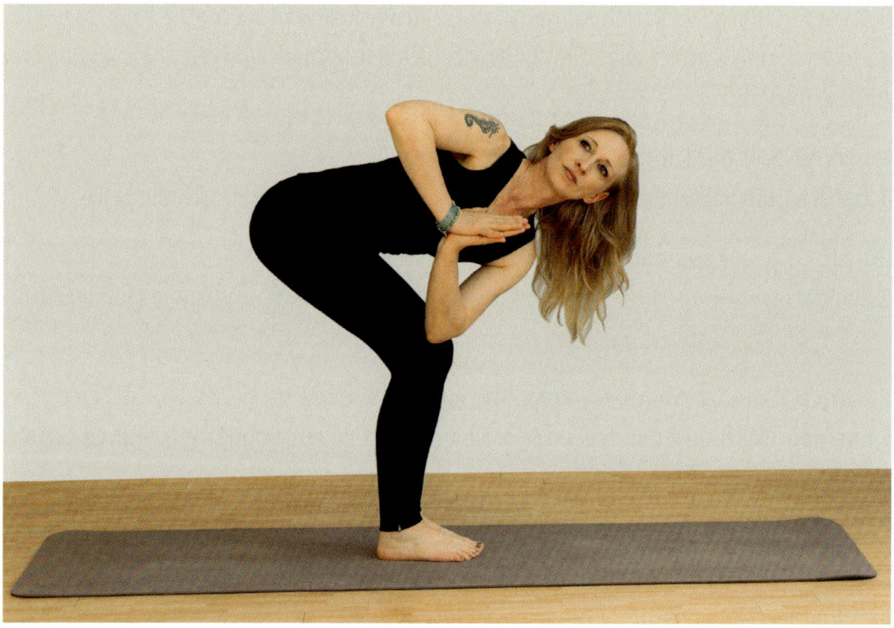

Gedrehter Blitz mit angewendeten Ausrichtungsprinzipien

AUSFALLSCHRITT / SPRINTER – ANJANEYASANA

AUSFÜHRUNG:

1. Setze aus der Stehenden Vorbeuge mit dem rechten Fuß einen großen Schritt zurück. Alternativ kannst du auch aus dem Herabschauenden Hund einen großen Schritt nach vorne machen.
2. Die Füße stehen gerade und hüftbreit, die hintere Ferse ist angehoben.
3. Das Becken ist parallel zum Mattenrand vor dir ausgerichtet.
4. Dein vorderes Knie befindet sich über dem Sprunggelenk.
5. Lasse das Becken in Richtung Boden sinken und schiebe das Brustbein nach vorne. So entsteht Länge in deiner Körperachse.
6. Deine Hände stützen links und rechts neben dem vorderen Fuß. Nutze eventuell Blöcke, um die Arme zu verlängern, damit sich deine Wirbelsäule lang strecken kann. Alternativ kannst du auch beide Hände rechts neben deinem vorderen Fuß aufsetzen. Das bietet sich vor allem dann an, wenn du proportional lange Beine hast.
7. Um die Übung zu beenden, komme in die Stehende Vorbeuge zurück oder gehe in den Herabschauenden Hund. Wiederhole die Übung auf der anderen Seite.

DIESE PRINZIPIEN WENDEST DU AN:

Prinzip 1: Sei achtsam und höre zu
Wie viel Dehnimpuls tut deinem Körper heute gut? Achte auf deine Hüften und dein vorderes Knie.

Prinzip 2: Selbstfürsorge und Akzeptanz
Übe genau so intensiv, wie es dir dein Körper als passend und wohltuend rückmeldet. Respektiere deine Grenzen.

Prinzip 3: Mut zum Individualismus
Nutze jederzeit Blöcke, um die Arme zu verlängern. Vielleicht stützt du auch lieber mit den Fingerkuppen am Boden. Und wenn du ein Stehriese bist, also lange Beine hast, dann setze deinen vorderen Fuß einfach nach außen anstatt zwischen die Hände.

Prinzip 4: Gelenk über Gelenk
Platziere das vordere Knie über dem Sprunggelenk. Das Knie darf auch etwas hinter dem Fußgelenk sein, um bei empfindlichen Knien Druck zu vermeiden. Die Schultern sind über den Ellenbogen und Handgelenken ausgerichtet.

Prinzip 5: Vermeide Druck auf die Gelenke
Lasse das Becken nur so weit in Richtung Boden sinken, dass der Dehnimpuls in den Hüften noch angenehm ist und Spielraum im Gelenk bleibt. Schiebe die Füße sanft, aber bestimmt in den Boden, um die Wirkung der Schwerkraft besser auf Hände und Füße zu verteilen. Das hintere Knie berührt oberhalb der Kniescheibe den Boden. Lege dir eine gefaltete Decke unter das hintere Knie, wenn du druckempfindliche Knie hast.

Prinzip 7: Bauchspannung - die aktive Körpermitte
Du brauchst aktivierte Bauchmuskeln, um Länge in der Wirbelsäule zu schaffen und das Becken passend auszurichten.

Prinzip 8: Balance finden - weniger ist mehr
Mache dir immer wieder bewusst, dass wir es gewohnt sind, Leistung zu erbringen und uns selbst anzutreiben. Übe genau deshalb und um Druck in den Gelenken zu vermeiden gerne sanfter als du es könntest.

Prinzip 9: Die Beinachsen ausrichten - richtig stehen I
Auch wenn du hier nur auf dem vorderen Fuß stützt, so sind dennoch die Beinachsen ausgerichtet. Zehen, Kniescheibe und Hüftgelenk zeigen in beiden Beinen in dieselbe Richtung.

Prinzip 10: Aktive Füße - richtig stehen II
Die vordere Fußsohle ist geerdet und trägt Gewicht. Aktiviere also deinen Fuß und schiebe dazu die Ballen des großen und des kleinen Zehs in den Boden, ebenso die Ferse. Auch der Spann des hinteren Fußes schiebt in den Boden und der Sprinter fühlt sich noch stabiler an.

Prinzip 17: Prioritäten setzen
Das vordere Knie über dem Sprunggelenk oder leicht dahinter ist wichtiger als das Becken möglichst nah zum Boden sinken zu lassen. Das hintere Knie oberhalb der Kniescheibe abzulegen ist wichtiger als den Ausfallschritt so groß wie möglich zu machen.

Prinzip 18: Mach den Lächeltest
Wenn du das richtige Maß an Intensität gefunden hast - was hier sicherlich mit der empfundenen Dehnung in der Hüfte des hinteren Beins zu tun hat -, kannst du jederzeit Lächeln, weil du spürst und weißt, dass du dir mit deinem Yoga etwas Gutes tust.

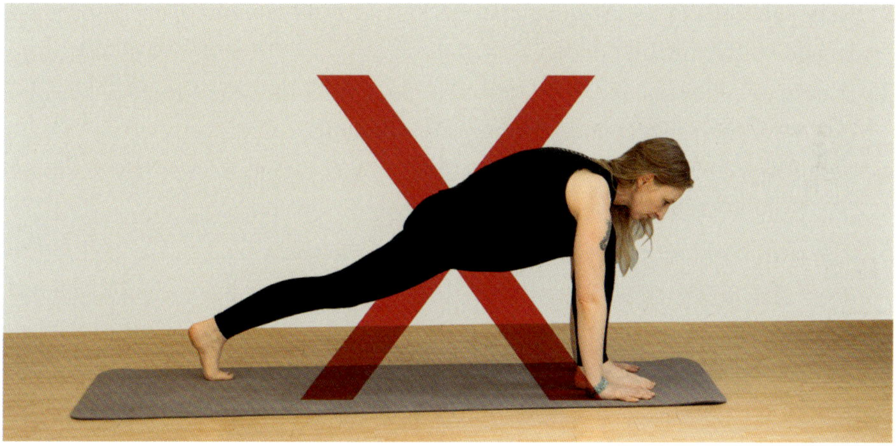

Sprinter ohne aktive Körpermitte und mit fehlender Länge in der Körperachse

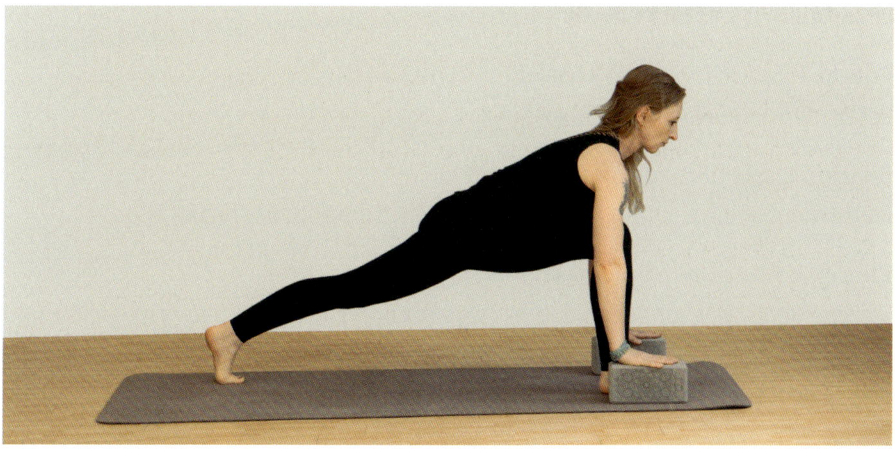

Sprinter mit angewendeten Ausrichtungsprinzipien

HERABSCHAUENDER HUND – ADHO MUKHA SVANASANA

AUSFÜHRUNG:

1. Stelle im Vierfußstand die Zehen auf und aktiviere deine Körpermitte.
2. Hebe die Knie an und schiebe dein Becken nach hinten und oben. Schiebe die Hände kraftvoll in den Boden.
3. Strecke den Rücken lang und kippe dein Becken so, dass die beiden Sitzbeinhöcker nach oben zeigen und schiebe sie auseinander.
4. Beuge deine Knie etwas, wenn du auf diese Weise dein Becken besser kippen und deine Körperachse lang strecken kannst.
5. Vielleicht berühren deine Fersen den Boden, vielleicht bleiben sie auch etwas angehoben. Das kommt ganz drauf an, wie beweglich deine Sprunggelenke, Beinrückseiten und Hüftgelenke sind.
6. Beende die Übung, in dem du wieder zurück in den Vierfußstand kommst. Du kannst auch weitergehen in das Brett oder mit den Füßen zu den Händen laufen und so in die Stehende Vorbeuge sinken.

DIESE PRINZIPIEN WENDEST DU AN:

Prinzip 1: Sei achtsam und höre zu
Spüre die Länge in deiner Wirbelsäule.

Prinzip 2: Selbstfürsorge und Akzeptanz
Respektiere deine Grenzen, auch bezüglich der Verweildauer in den Asanas.

Prinzip 3: Mut zum Individualismus
Verabschiede dich von Idealbildern. Es geht um die Länge in der Körperachse und die aktiven Hände und das richtige Stützen mit Hilfe der Armspiralen. Ob du mit den Fersen den Boden berührst oder die Beine strecken kannst, ist erstmal nicht der Rede wert.

Prinzip 5: Vermeide Druck auf die Gelenke
Aktiviere deine Hände, um die Handgelenke zu entlasten. Suche dir einen Fokuspunkt, der sich für deinen Nacken und die Halsvorderseite gleichermaßen gut anfühlt.

Prinzip 7: Bauchspannung - die aktive Körpermitte
Aktiviere die Bauchmuskeln und schiebe die unteren Rippenbögen zueinander. Spüre die Länge in der Wirbelsäule, wenn du das Steißbein nach hinten oben und weg von den Händen schiebst. Oberkörper und Arme bilden eine Linie.

Prinzip 8: Balance finden - weniger ist mehr
Finde dein Maß und die passende Mischung aus Anstrengung und Leichtigkeit. Bleibe nur so lange in dieser Übung, wie du dich wohlfühlst und es deine Kraft und dein Kreislauf zulassen.

Prinzip 9: Die Beinachsen ausrichten - richtig stehen I
Die Beine sind parallel und du schiebst Groß- und Kleinzehenballen sowie Fersen in den Boden. Die Sitzbeinhöcker streben nach oben und auseinander.

Prinzip 10: Aktive Füße - richtig stehen II
Schiebe die Zehen aktiv in den Boden und richte die Füße parallel zueinander aus. Die Fußgelenke sind stabilisiert. Wenn du die Füße komplett erden kannst, ohne die Länge in der Wirbelsäule zu verlieren, darfst du natürlich auch die Fersen in den Boden schieben.

Prinzip 11: Die Armachsen ausrichten - richtig stützen I
Lasse in den Unterarmen eine Innenspirale entstehen, indem du die Zeigefingerballen erdest und die Ellenbogen in Richtung Füße drehst. In den Oberarmen entsteht eine Außenrotation zur Stabilisierung der Schultern.

Prinzip 12: Aktive Hände - richtig stützen II
Spreize die Finger und schiebe mit beiden Händen kraftvoll in den Boden. Gleichzeitig schiebst du auf diese Weise dein Steißbein weg von deinen Händen und der Rücken streckt sich noch mehr. Achte darauf, dass Raum zwischen Schultern und Ohren bleibt.

Prinzip 17: Prioritäten setzen
Die Länge in der Körperachse durch die aktivierte Bauchspannung ist wichtiger als die Fersen zum Boden zu bringen oder die Beine zu strecken.

Prinzip 18: Mach den Lächeltest
Sofern du achtsam übst und die Prinzipien anwendest, fällt dir auch Herz über Kopf das Lächeln leicht.

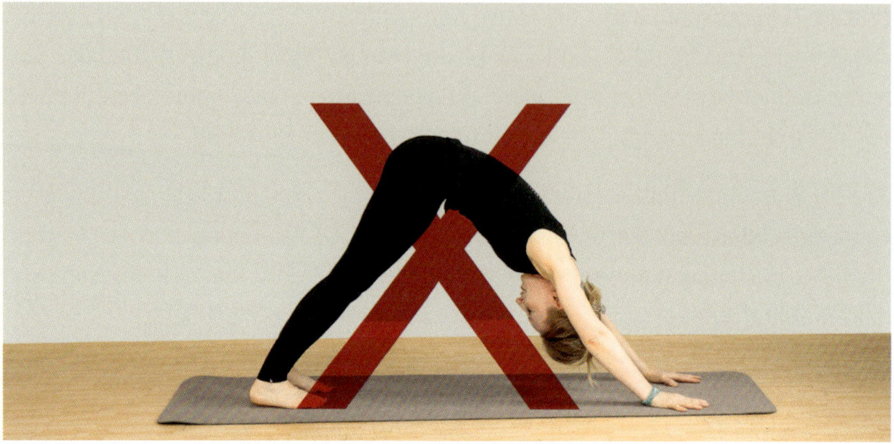

Herabschauender Hund mit falsch gesetzten Prioritäten

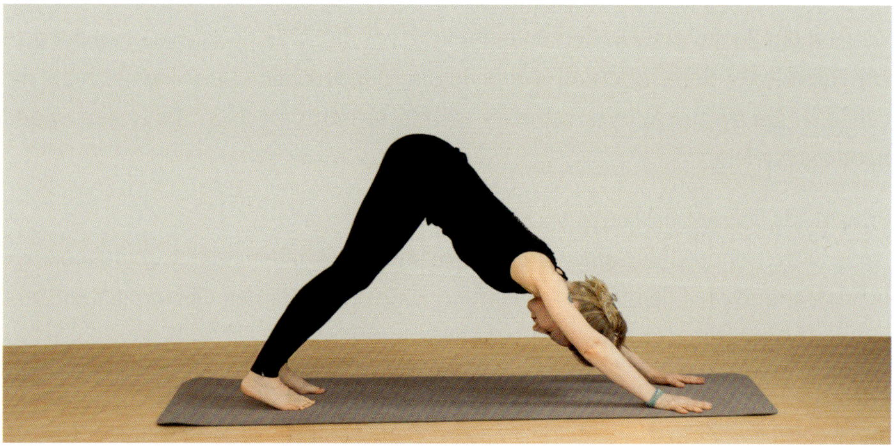

Herabschauender Hund mit anatomisch sinnvoller Ausrichtung

KOBRA – BHUJANGASANA

AUSFÜHRUNG:

1. Platziere in der Bauchlage deine Hände links und rechts neben deinem Brustkorb. Schmiege deine Arme an den Oberkörper an.
2. Deine Stirn liegt am Boden, dein Nacken ist lang.
3. Aktiviere deine Körpermitte, indem du den Unterbauch nach innen ziehst.
4. Deine Beine sind gestreckt und liegen parallel zueinander am Boden.
5. Hebe aus der Kraft deiner Rückenmuskeln den Kopf und das Brustbein vom Boden an. Die Hände unterstützen diese Rückwärtsbeuge.
6. Der Blick ist schräg vor dir auf den Boden gerichtet. Die Nackenmuskeln sind aktiv und fühlen sich zugleich entspannt an.
7. Drücke in der Kobra entweder deine Füße in den Boden oder deine Leisten, je nachdem, welcher Hebel für deinen Körper hilfreich ist.
8. Beende die Übung, indem du wieder in die Bauchlage sinkst und die Stirn am Boden ablegst.

DIESE PRINZIPIEN WENDEST DU AN:

Prinzip 1: Sei achtsam und höre zu
Achte darauf, dass weder Enge noch Druck im unteren Rücken entsteht.

Prinzip 2: Selbstfürsorge und Akzeptanz
Erkenne deine Erwartungen und Befürchtungen. Wenn du davon ausgehst, dass diese Übung anstrengend ist, wird sie dies für dich auch sein. Vielleicht bist du lieber fasziniert, welche Kraft in dir steckt, dich entgegen der Schwerkraft in eine Rückwärtsbeuge aufzuspannen.

Prinzip 3: Mut zum Individualismus
Habe den Mut, den für dich passenden Hebel mittels der Füße oder der Leisten zu finden, der die Übung leichter und nicht schwerer macht.

Prinzip 4: Gelenk über Gelenk
Platziere die Hände neben dem Brustkorb am Boden. Wenn du Kopf und Brustbein anhebst, landen die Schultern über den Handgelenken.

Prinzip 5: Vermeide Druck auf die Gelenke
Der untere Rücken und auch der Nacken fühlen sich in dieser Übung frei an. Sobald Druck oder gar Schmerzen entstehen, übe sanfter und aktiviere deine Bauchmuskeln noch mehr.

Prinzip 6: Erst die Länge, dann die Bewegung
Lege die Stirn am Boden ab. Um dich in die Kobra aufzuwölben, schiebst du den Scheitel nach vorne und stellst dir vor, wie er eine bogenförmige Aufwärtsbewegung macht.

Prinzip 7: Bauchspannung - die aktive Körpermitte
Ziehe den Unterbauch flächig nach innen, spüre die Länge und schaffe so für das Rückwärtsbeugen einen Schutz vor Druckbelastung für die Lendenwirbelsäule.

Prinzip 8: Balance finden - weniger ist mehr
Finde dein Maß. Die Kobra entsteht hauptsächlich aus der Kraft der Rückenmuskeln und die Hände unterstützen nur. Es geht also nicht darum, dich möglichst weit vom Boden aufzuspannen, sondern darum deine Rückenmuskeln besser kennenzulernen und zu kräftigen.

Prinzip 15: Richtig rückwärtsbeugen
Essentiell für das Rückbeugen ist die aktive Körpermitte, denn es entsteht aus dem oberen Rücken heraus. Unterer Rücken und Halswirbelsäule werden in diese rückwärtige Bogenform integriert, ohne dass eine Druckbelastung entsteht.

Prinzip 17: Prioritäten setzen
Die Freiheit im unteren Rücken und das Wohlgefühl im Nacken sind wichtiger als eine optisch spektakuläre Kobra. Die Bauchspannung ist wichtiger als genau parallel abgelegte Füße.

Prinzip 18: Mach den Lächeltest
Lächeln ist immer schön. Achte hier vor allem darauf, dass dein Atem fließt und die Kiefermuskeln entspannt bleiben.

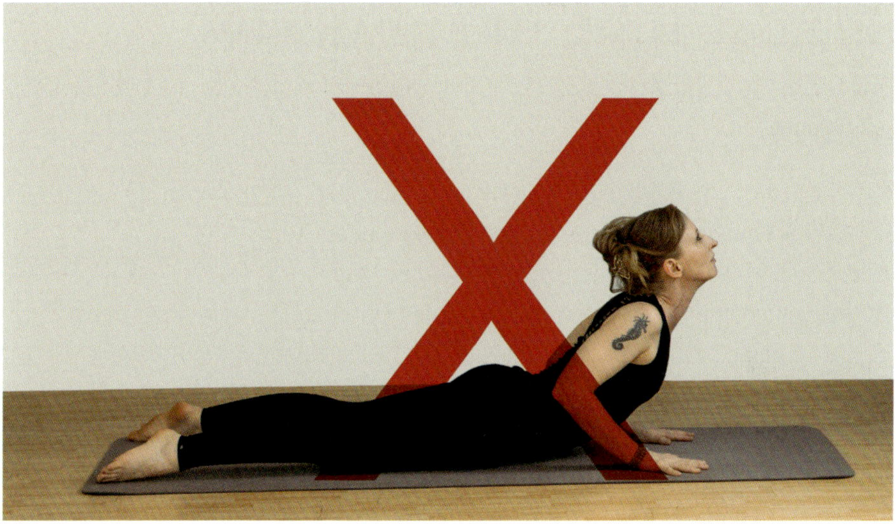

Kobra – *falsche Rückwärtsbeuge*

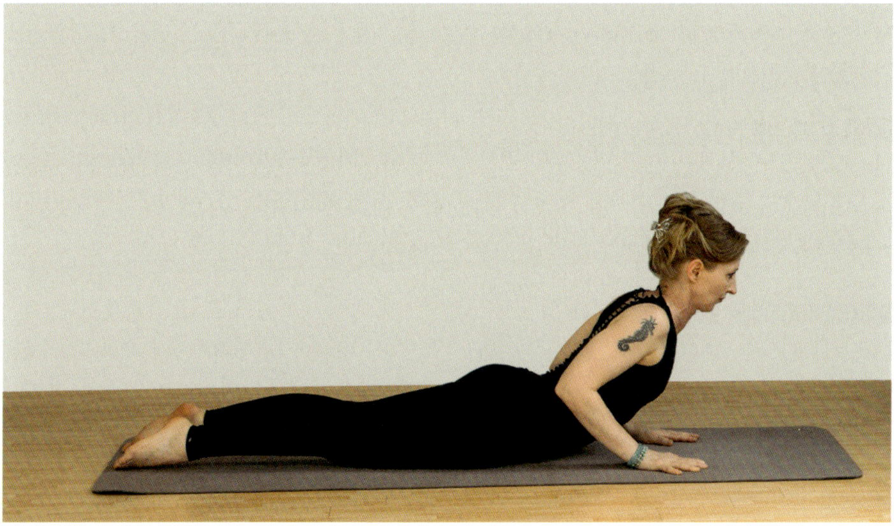

Kobra – *richtige Rückwärtsbeuge*

HERAUFSCHAUENDER HUND – URDHVA MUKHA SVANASANA

AUSFÜHRUNG:

1. Platziere in der Bauchlage deine Hände links und rechts neben deinem Brustkorb. Schmiege deine Arme an den Oberkörper an.
2. Deine Stirn liegt am Boden, dein Nacken ist lang.
3. Aktiviere deine Körpermitte, indem du den Unterbauch nach innen ziehst.
4. Deine Beine sind gestreckt und liegen parallel zueinander am Boden.
5. Hebe aus der Kraft deiner Rückenmuskeln den Kopf und das Brustbein vom Boden an.
6. Schiebe deine Hände kraftvoll in den Boden und strecke die Arme.
7. Deine Füße drücken mit dem Spann in den Boden, die Beine sind gestreckt.
8. Schiebe das Brustbein nach vorne und oben. Der Blick ist nach vorne gerichtet oder minimal angehoben, je nachdem, wie intensiv die Rückwärtsbeuge ist.
9. Beuge alternativ die Knie und lege sie am Boden ab, wenn du andernfalls Druck oder Enge im unteren Rücken spürst.
10. Beende die Übung, indem du dich entweder in den Herabschauenden Hund schiebst und auf dem Weg dorthin die Füße auf die Fußsohlen umklappst oder erde die Knie und schiebe dich über den Vierfußstand in die Kindeshaltung. Dazu sinkt das Gesäß auf die Fersen und die Stirn sinkt auf den Boden.

DIESE PRINZIPIEN WENDEST DU AN:

Prinzip 1: Sei achtsam und höre zu
Übe mit Achtsamkeit als irgendwelchen schönen Bildern von Asanas nachzueifern. Und sollte dir dein Körper sagen, dass die Kobra besser zu dir passt, dann darf das so sein. Probiere es aus und mache gerne den Vergleich.

Prinzip 2: Selbstfürsorge und Akzeptanz
Es kann sein, dass Druck oder sogar Schmerzen im unteren Rücken entstehen, der nur dann verschwindet, wenn du die Knie am Boden ablegst. Dann übe einfach so.

Prinzip 3: Mut zum Individualismus
Lege jederzeit die Knie am Boden ab oder übe alternativ die Kobra. Sei mutig und individuell.

Prinzip 4: Gelenk über Gelenk
Schultern, Ellenbogen und Handgelenke befinden sich in einer Vertikalen.

Prinzip 5: Vermeide Druck auf die Gelenke
Aktiviere kraftvoll deine Bauchspannung, um den unteren Rücken vor Druck zu schützen. Aktiviere die Hände und richte die Armachsen aus. Der Nacken ist lang und entspannt.

Prinzip 6: Erst die Länge, dann die Bewegung
Bringe Länge in die Körperachse und richte dazu Becken und Wirbelsäule mit Hilfe der Bauchspannung aus.

Prinzip 7: Bauchspannung – die aktive Körpermitte
Ziehe den Unterbauch flächig nach innen oder das Schambein bewusst in Richtung Nabel.

Prinzip 8: Balance finden – weniger ist mehr
Den Kopf in den Nacken zu legen, macht diese Übung nicht besser, sondern lässt Druck in der Halswirbelsäule entstehen. Mobilisiere kraftvoll deine Bauchmuskeln, hier ist mehr ausnahmsweise besser als weniger.

Prinzip 11: Die Armachsen ausrichten – richtig stützen I
Drehe die Ellenbogen nach hinten und schiebe die Schulterblätter etwas zueinander.

Prinzip 12: Aktive Hände – richtig stützen II
Die Fingerkuppen schieben kraftvoll in den Boden.

Prinzip 15: Richtig rückwärtsbeugen
Essentiell für diese intensive Rückbeuge ist die aktive Körpermitte. Zusätzlich darfst du die Fußrücken in den Boden drücken.

Prinzip 17: Prioritäten setzen
Druck im unteren Rücken zu vermeiden ist das Wichtigste.

Prinzip 18: Mach den Lächeltest
Achte darauf, dass dein Atem fließt und die Kiefermuskeln entspannt bleiben. Schenke dir ein sanftes Lächeln.

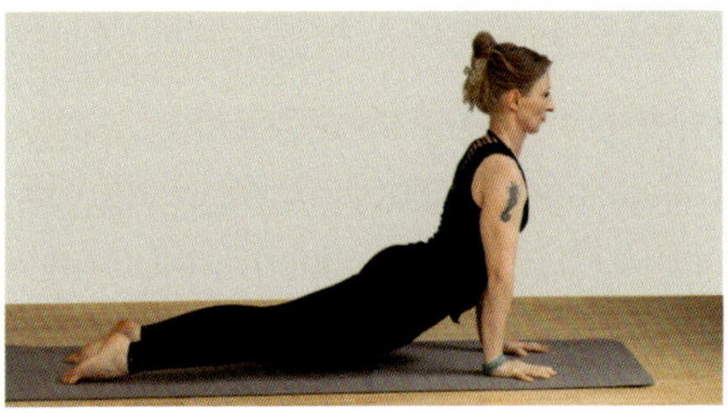

Heraufschauender Hund mit angewendeten Ausrichtungsprinzipien

STEHENDE VORBEUGE – UTTANASANA

AUSFÜHRUNG:

1. Komme in die Berghaltung, den aufrechten Stand.
2. Hebe die Arme über die Seiten nach oben.
3. Beuge den Oberkörper aus den Hüftgelenken nach vorne und sinke über den Langen Rücken in die Stehende Vorbeuge.
4. Deine Knie sind leicht gebeugt und du schiebst dein Steißbein nach oben.
5. Der Scheitel zeigt zum Boden, Kopf und Nacken sind entspannt.
6. Lasse die Arme mit der Schwerkraft nach unten sinken.
7. Schiebe deine beiden Sitzbeinhöcker nach oben und auseinander.
8. Beende die Übung, indem du entweder über den Langen Rücken wieder in die Berghaltung kommst oder gehe weiter ins Brett oder den Herabschauenden Hund.

DIESE PRINZIPIEN WENDEST DU AN:

Prinzip 1: Sei achtsam und höre zu
Übe so lange und so intensiv, wie es sich für dich angenehm anfühlt. Die Schwerkraft hilft dir beim Vorbeugen.

Prinzip 2: Selbstfürsorge und Akzeptanz
So einzigartig wie du darf auch deine Vorbeuge sein. Beachte dabei die Ausrichtungsprinzipien.

Prinzip 3: Mut zum Individualismus
Beuge die Knie, wenn du auf diese Weise dein Becken besser kippen kannst. Vielleicht legst du sogar den Oberkörper auf den Oberschenkeln ab.

Prinzip 4: Gelenk über Gelenk
Die Beine sind parallel. Wenn du die Beine strecken kannst, ohne die Länge in der Vorbeuge zu verlieren, sind die Hüften über den Knien und Sprunggelenken ausgerichtet.

Prinzip 5: Vermeide Druck auf die Gelenke
Der Scheitel schiebt in Richtung Boden. So vermeidest du ein Verkrümmen der Wirbelsäule. Lasse die Knie gerne etwas gebeugt.

Prinzip 7: Bauchspannung – die aktive Körpermitte
Ziehe den Bauchnabel nach innen sowie Nabel und Brustbein auseinander.

Prinzip 8: Balance finden – weniger ist mehr
Finde den für dich passenden Dehnimpuls in den Beinrückseiten.

Prinzip 9: Die Beinachsen ausrichten – richtig stehen I
Schiebe das Steißbein nach oben und die Sitzbeinhöcker auseinander.

Prinzip 10: Aktive Füße – richtig stehen II
Stehe stabil mit aktivierten Füßen und gleichmäßig verteiltem Gewicht.

Prinzip 14: Richtig vorbeugen
Steißbein und Scheitel ziehen auseinander, als würdest du ein Gummiband spannen.

Prinzip 17: Prioritäten setzen
Die Länge in der Wirbelsäule ist wichtiger als gestreckte Beine.

Prinzip 18: Mach den Lächeltest
Schüttle gerne den Kopf aus und teste dann, ob du noch lächeln kannst.

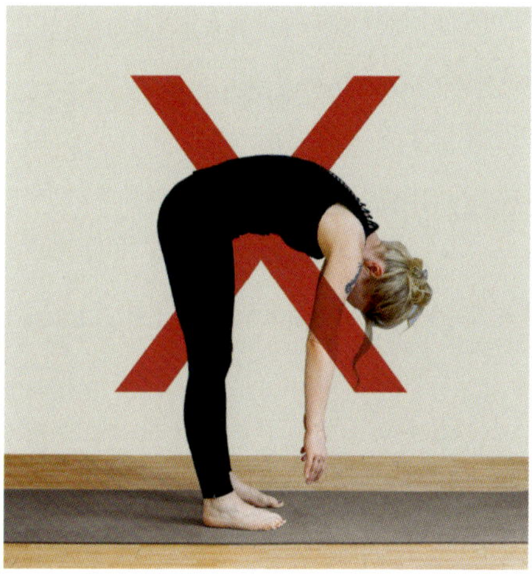

Stehende Vorbeuge mit falsch gewählten Prioritäten und Verkrümmung

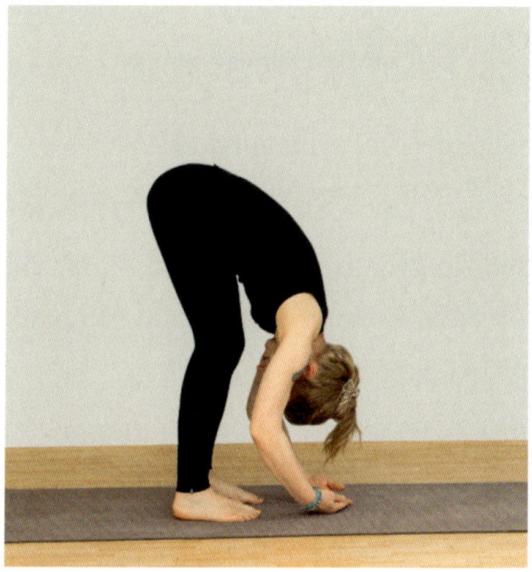

Stehende Vorbeuge mit angewendeten Ausrichtungprinzipien

LANGER RÜCKEN / HALBE VORBEUGE – ARDHA UTTANASANA

AUSFÜHRUNG:

1. Komme in die Berghaltung, den aufrechten Stand.
2. Hebe die Arme über die Seiten nach oben.
3. Beuge den Oberkörper aus den Hüftgelenken nach vorne und sinke über den Langen Rücken in die Stehende Vorbeuge.
4. Richte den Oberkörper nun wieder halb auf und aktiviere dabei deine Körpermitte.
5. Beuge gerne deine Knie etwas, wenn du so deine Körperachse besser lang strecken kannst.
6. Die Arme sind gestreckt und die Hände stützen an den Schienbeinen. Alternativ dazu kannst du deine Fingerspitzen auch unter deinen Schultern auf dem Boden aufsetzen.
7. Beende die Übung, indem du dich mit langem Rücken in die Berghaltung aufrichtest, sinke in die Stehende Vorbeuge oder gehe weiter in einen Ausfallschritt oder ins Brett.

DIESE PRINZIPIEN WENDEST DU AN:

Prinzip 1: Sei achtsam und höre zu
Nehme die Länge in deiner Wirbelsäule und die Kippung des Beckens bewusst wahr.

Prinzip 2: Selbstfürsorge und Akzeptanz
Akzeptiere deine Grenzen und beuge die Knie, wenn du deine Körperachse dadurch besser lang strecken kannst.

Prinzip 3: Mut zum Individualismus
Beuge gern die Knie und konzentriere dich auf die Länge in der Körperachse. Platziere die Hände an den Schienbeinen, bringe die Fingerspitzen auf den Boden oder strecke die Arme am Oberkörper anliegend nach hinten.

Prinzip 5: Vermeide Druck auf die Gelenke
Wenn du die Beine streckst, behalte eine Mikrobeugung in den Knien oder spanne die Oberschenkelvorderseiten an. Der Nacken ist lang, weil du zum Boden schaust.

Prinzip 7: Bauchspannung - die aktive Körpermitte
Aktiviere die Bauchmuskeln und schiebe das Brustbein nach vorne.

Prinzip 8: Balance finden – weniger ist mehr
Du spürst die Aktivität deiner Rumpfmuskulatur, während du eine wohltuende Länge im Rücken genießt.

Prinzip 9: Die Beinachsen ausrichten – richtig stehen I
Schiebe die Sitzbeinhöcker nach hinten und auseinander. Dadurch wird auch die Länge in der Körperachse unterstützt.

Prinzip 10: Aktive Füße – richtig stehen II
Verteile das Gewicht gleichmäßig auf beiden Füßen und aktiviere die Fußgewölbe.

Prinzip 11: Die Armachsen ausrichten – richtig stützen I
Platziere die Hände mit gestreckten Armen an den Schienbeinen oder bringe die Fingerspitzen auf den Boden. Drehe dabei die Ellenbogen nach hinten.

Prinzip 17: Prioritäten setzen
Die Länge in der Körperachse ist wichtiger als gestreckte Beine oder Finger, die den Boden berühren.

Prinzip 18: Mach den Lächeltest
Lächle mit entspanntem Kiefer den Boden an.

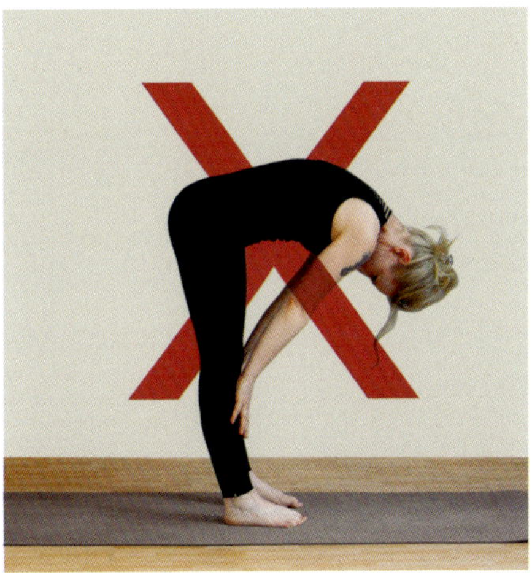

Langer Rücken mit falsch gewählten Prioritäten

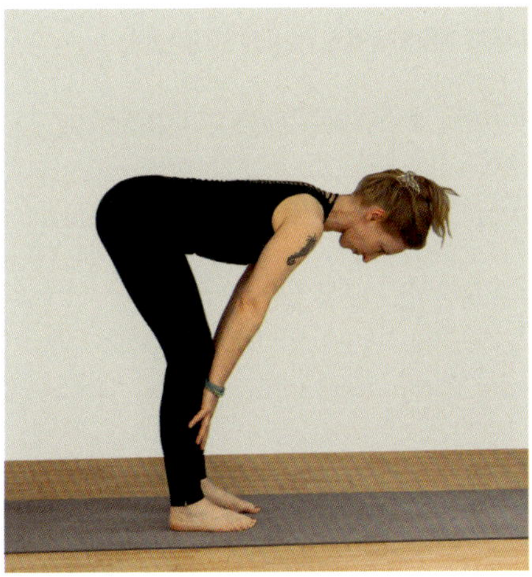

Langer Rücken mit angewendeten Ausrichtungsprinzipien

BREITE GRÄTSCHE – PRASARITA PADOTTANASANA

AUSFÜHRUNG:

1. Stelle die Füße aus der Berghaltung mit doppelt hüftbreitem Abstand oder mehr auf. Du kannst auch die Arme parallel zum Boden seitlich ausstrecken und die Füße unter den Händen platzieren, wenn sich das angenehm für dich anfühlt. Die Füße sind parallel ausgerichtet und die Fußaußenkanten sind geerdet. Das Fußlängsgewölbe auf der Innenseite der Füße ist angehoben und damit aktiviert.
2. Greife mit beiden Händen das Becken und beuge den Oberkörper aus den Hüftgelenken nach vorne. Der Rücken ist parallel zum Boden ausgerichtet.
3. Bringe in dieser Position noch mehr Länge in deine Körperachse. Dazu schiebst du die Sitzbeinhöcker nach hinten und auseinander und den Scheitel nach vorne. Die Füße drücken aktiv in den Boden.
4. Der Oberkörper sinkt nach unten in eine Vorbeuge. Kopf und Nacken sind entspannt. Die Sitzbeinhöcker schieben jetzt nach oben und weiter auseinander.
5. Um die Übung zu beenden, gehe denselben Weg rückwärts bis du wieder aufrecht stehst.

DIESE PRINZIPIEN WENDEST DU AN:

Prinzip 1: Sei achtsam und höre zu
Stelle die Füße so weit voneinander entfernt auf, wie es dir in den Sprunggelenken und Oberschenkelinnenseiten guttut.

Prinzip 2: Selbstfürsorge und Akzeptanz
Erzwinge nichts. Vielleicht bleibst du in der Tischposition mit dem Rücken parallel zum Boden und gehst erstmal nicht in die Vorbeuge.

Prinzip 3: Mut zum Individualismus
Trau dich, mit den Füßen enger zu stehen und die Knie zu beugen, wenn der Dehnimpuls in den Beinen ansonsten zu intensiv ist.

Prinzip 4: Gelenk über Gelenk
Hüften, Knie und Sprunggelenke befinden sich auf einer vertikalen Ebene, als würdest du dich rückwärts gegen eine Wand lehnen.

Prinzip 5: Vermeide Druck auf die Gelenke
Lasse die Knie gebeugt oder aktiviere die Oberschenkelvorderseiten. Der Nacken ist lang.

Prinzip 7: Bauchspannung - die aktive Körpermitte
Schiebe die Sitzbeinhöcker und den Scheitel auseinander. Den Bauchnabel ziehst du Richtung Wirbelsäule

Prinzip 8: Balance finden - weniger ist mehr
Sich in Yogahaltungen zu fühlen, als würdest du gleich auseinanderbrechen oder in Stücke reißen, ist keine Balance. Wähle den Abstand deiner Füße also so, dass es sich für dich gut anfühlt.

Prinzip 9: Die Beinachsen ausrichten - richtig stehen I
Hüften, Kniescheiben und Zehen zeigen in dieselbe Richtung, nach vorne.

Prinzip 10: Aktive Füße - richtig stehen II
Groß- und Kleinzehenballen sowie die Fußaußenkanten und Fersen erden. Die Füße drücken aktiv in den Boden.

Prinzip 14: Richtig vorbeugen
Die Sitzbeinhöcker schieben nach oben und auseinander. Der Scheitel zieht Richtung Boden.

Prinzip 17: Prioritäten setzen
Aktivierte Fußlängsgewölbe sind wichtiger als ein möglichst großer Abstand zwischen den Füßen.

Prinzip 18: Mach den Lächeltest
Entspanne Gesicht, Kiefer und Zunge und schenke dir ein Lächeln.

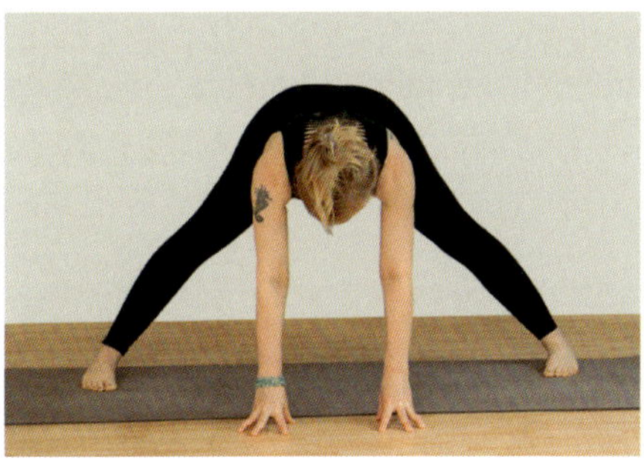

Breite Grätsche mit langem Rücken

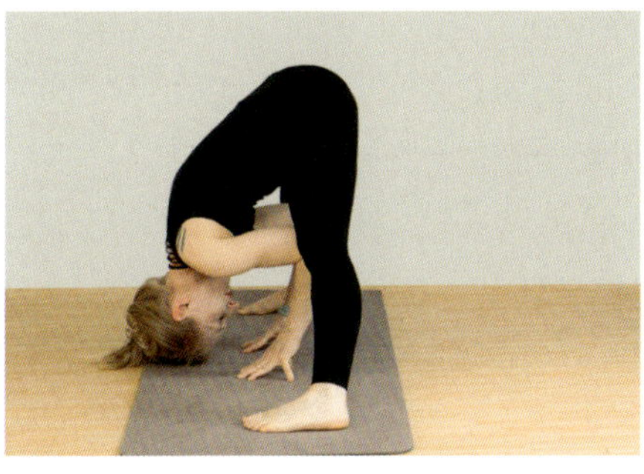

Breite Grätsche mit Vorbeuge

ADLER – GARUDASANA

AUSFÜHRUNG:

1. Stehe aufrecht in der Berghaltung.
2. Forme Kaktusarme, sodass deine Ellenbogen gebeugt sind. Die Oberarme sind parallel zum Boden, die Unterarme senkrecht. Führe nun die Arme aufeinander zu und platziere den rechten Ellenbogen in der linken Ellenbeuge.
3. Schlinge für die Adlerarme die Unterarme umeinander und lege die Handflächen aufeinander. Alternativ dazu kannst du auch die Handrücken aneinanderlegen.
4. Länge deine Körperachse, in dem du deine Körpermitte aktivierst.
5. Für die Adlerbeine beuge die Knie und lege dein rechtes Bein über dein linkes Bein. Beide Knie liegen nun übereinander.
6. Die linke Fußsohle ist geerdet. Der rechte Fuß berührt mit den Zehen den Boden. Sofern sich das im rechten Hüftgelenk und im rechten Knie gut anfühlt, kannst du auch den rechten Unterschenkel und Fuß um den linken Unterschenkel schlingen. Dann stehst du nur noch auf dem linken Fuß.
7. Um die Übung zu beenden, komme in die Berghaltung und wiederhole die Übung dann zur anderen Seite.

DIESE PRINZIPIEN WENDEST DU AN:

Prinzip 1: Sei achtsam und höre zu
Diese Übung ist eine Herausforderung für die Knie. Sei besonders achtsam.

Prinzip 2: Selbstfürsorge und Akzeptanz
Erzwinge nichts, um deine Knie zu schützen.

Prinzip 3: Mut zum Individualismus
Übe jederzeit Adlerarme und Adlerbeine getrennt voneinander. Trau dich, die Beine nur übereinander zu schlagen.

Prinzip 5: Vermeide Druck auf die Gelenke
Übe diese Armhaltung und Beinhaltung nicht mit Gewalt. Fehlt die notwendige Innenrotation in den Hüften, ist der Adler wirklich gefährlich für die Knie.

Prinzip 7: Bauchspannung - die aktive Körpermitte
Die Kraft in deiner Körpermitte schenkt dir Stabilität und Balance.

Prinzip 8: Balance finden – weniger ist mehr
Sanfter und vorsichtiger zu üben schützt deine Knie vor Fehlbelastung.

Prinzip 9: Die Beinachsen ausrichten – richtig stehen I
Im Standbein zeigen Hüfte, Knie und Fußgelenk in dieselbe Richtung.

Prinzip 10: Aktive Füße – richtig stehen II
Der Standfuß ist aktiv.

Prinzip 17: Prioritäten setzen
Gewaltlosigkeit und Achtsamkeit sind das A und O. Achte besonders gut auf das Knie im Spielbein und verzichte darauf, Unterschenkel und Fuß um das Standbein zu schlingen.

Prinzip 18: Mach den Lächeltest
Wenn du lächeln kannst, erzwingst du nichts.

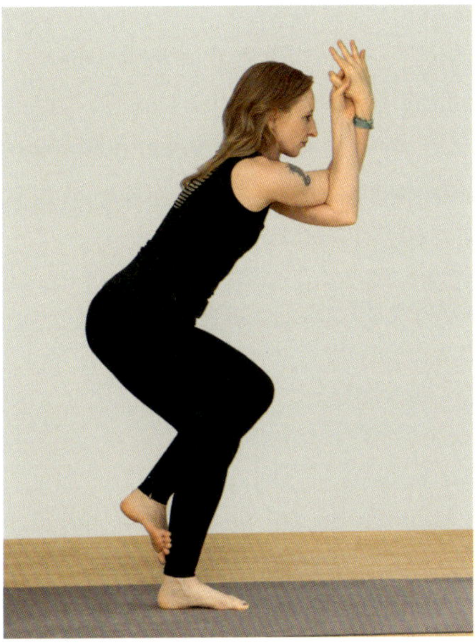

Adler – *klassische Ausrichtung*

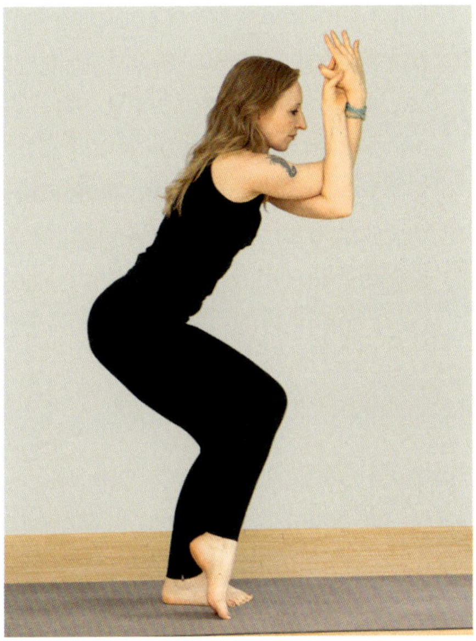

Adler – *sanfte Variation mit übereinander geschlagenen Beinen*

KRIEGER 1 – VIRABHADRASANA 1

AUSFÜHRUNG:

1. Mache aus der Berghaltung mit dem rechten Fuß einen großen Schritt zurück.
1. Das vordere Knie ist gebeugt und über dem Sprunggelenk ausgerichtet.
2. Erde die hintere Fußsohle und auch die Ferse. Alle zehn Zehen zeigen nach vorne. Drehe den hinteren Fuß minimal mit den Zehen nach außen, wenn du so die Ferse besser erden kannst.
3. Das hintere Bein ist gestreckt und du schiebst aktiv die Ferse in den Boden.
4. Aktiviere deine Körpermitte, um deine Körperachse zu längen.
5. Hebe die Arme über die Seiten nach oben. Strecke die Arme senkrecht nach oben, verbinde deine Handflächen über dem Kopf oder öffne die Arme V-förmig, je nachdem, was sich angenehmer für deine Schultern und deinen Nacken anfühlt. Du kannst die Ellenbogen auch beugen.
6. Hebe das Brustbein an, um noch mehr Länge in der Wirbelsäule zu schaffen
7. Suche dir einen Fokuspunkt, der dir Stabilität schenkt. Der Blick kann in Augenhöhe nach vorne ausgerichtet sein, schräg vor dir auf den Boden oder sogar schräg nach oben gehen. Wenn du gut Rückwärtsbeugen kannst, ist es ebenso möglich, nach oben zu den verbundenen Handflächen zu schauen.
8. Beende die Übung, indem du in die Berghaltung zurückkommst. Wiederhole sie dann zur anderen Seite.

DIESE PRINZIPIEN WENDEST DU AN:

Prinzip 1: Sei achtsam und höre zu
Suche dir einen Fokuspunkt in Augenhöhe oder vor dir auf dem Boden, um dich noch besser auf die Übung fokussieren zu können.

Prinzip 2: Selbstfürsorge und Akzeptanz
Akzeptiere und respektiere deine Grenzen. Verabschiede dich von Idealbildern.

Prinzip 3: Mut zum Individualismus
Wähle den für dich passenden Abstand der Füße mit einem entsprechenden Ausfallschritt. Stelle die Füße in hüftbreitem Abstand zueinander auf. Hebe die Arme so an, dass es angenehm für die Schultern ist.

Prinzip 4: Gelenk über Gelenk
Im vorderen Bein ist das Knie über dem Sprunggelenk ausgerichtet.

Prinzip 5: Vermeide Druck auf die Gelenke
Schiebe das vordere Knie etwas hinter das Fußgelenk, um es zu entlasten. Der untere Rücken fühlt sich frei an. Die Größe des Ausfallschritts ist angenehm für die Hüften.

Prinzip 6: Erst die Länge, dann die Bewegung
Um die Körperachse zu längen, brauchst du deine Bauchmuskeln.

Prinzip 7: Bauchspannung - die aktive Körpermitte
Ziehe kraftvoll den Unterbauch nach innen, um das Becken aufzurichten und den unteren Rücken vor Druckbelastung zu schützen.

Prinzip 8: Balance finden - weniger ist mehr
Intensität von Anstrengung und Dehnung sind angenehm und wohltuend.

Prinzip 9: Die Beinachsen ausrichten - richtig stehen I
Achte in beiden Beinen darauf, dass Hüfte, Knie und Zehen in dieselbe Richtung zeigen.

Prinzip 10: Aktive Füße - richtig stehen II
Die Füße schieben aktiv in den Boden.

Prinzip 15: Richtig rückwärtsbeugen
Hebe dein Brustbein an und bringe Länge in die Flanken.

Prinzip 17: Prioritäten setzen
Der stabile Stand ist wichtiger als ein möglichst großer Abstand zwischen den Füßen. Entspannte Schultern sind wichtiger als senkrecht nach oben gestreckte Arme.

Prinzip 18: Mach den Lächeltest
Auch Krieger lächeln gerne.

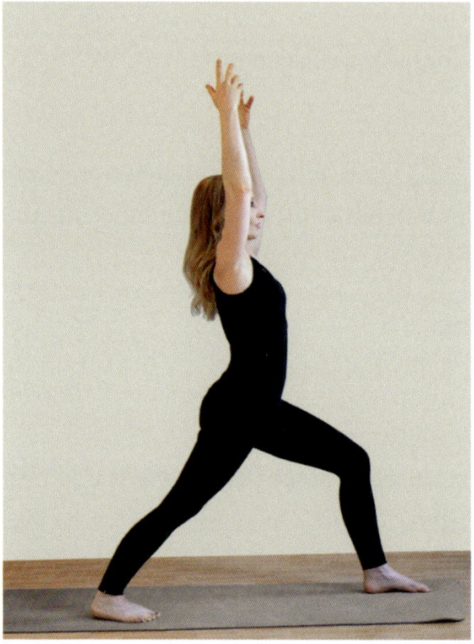

Krieger 1 – *klassische Variante mit ausgerichteten Beinachsen*

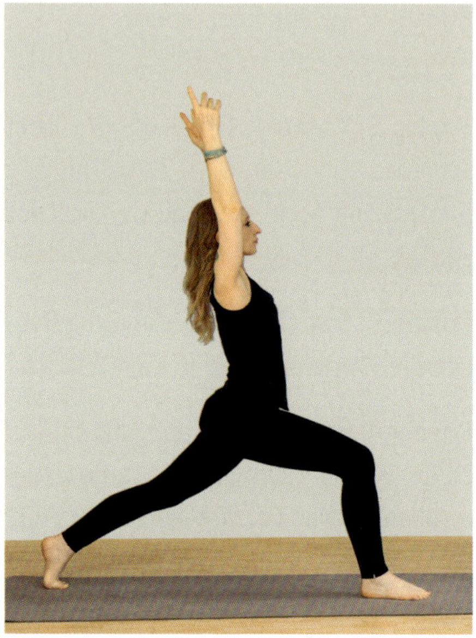

Krieger 1 – *alternative Variante mit gehobener Ferse*

KRIEGER 2 – VIRABHADRASANA 2

AUSFÜHRUNG:

1. Mache aus der Berghaltung mit dem rechten Fuß einen großen Schritt zurück.
2. Das vordere Knie ist gebeugt und über dem Sprunggelenk ausgerichtet.
3. Jetzt drehst du dein Becken nach rechts in Richtung des langen Mattenrands. Schau dir die Ausrichtung deines Beckens an und stelle den hinteren Fuß entsprechend schräg, sodass die Zehen in dieselbe Richtung zeigen wie dein Hüftgelenk.
4. Strecke das hintere Bein und schiebe Ferse und Fußaußenkante aktiv in den Boden. Das Fußlängsgewölbe auf der Innenseite des Fußes ist angehoben und damit aktiviert. Auch der vordere Fuß ist aktiv.
5. Aktiviere die Körpermitte, um deine Körperachse zu längen. Aktiviere zusätzlich deine rechte Gesäßhälfte. So richtest du beide Hüftgelenke parallel zum Boden aus und deine Körperachse findet in die Vertikale. Der Scheitel zeigt nach oben. Hebe das Brustbein an.
6. Breite die Arme zur Seite und parallel zum Boden aus. Die Hände sind etwas tiefer als die Schultern. Die Schultern sinken entspannt weg von den Ohren.
7. Der Blick geht über die linke Hand in den Raum. Suche dir hier deinen Fokuspunkt.
8. Beende die Übung, indem du mit den Armen nach unten kraulst und die Hände neben deinem linken Fuß aufsetzt. Hebe auf dem Weg deiner Arme zum Boden bereits die hintere Ferse an und richte die Hüften parallel zueinander aus. Setze mit dem rechten Fuß nach vorne in die Stehende Vorbeuge und komme dann über den Langen Rücken in die Berghaltung. Wiederhole die Übung zur anderen Seite.

DIESE PRINZIPIEN WENDEST DU AN:

Prinzip 1: Sei achtsam und höre zu
Achte auf deine Knie durch Ausrichtung der Beinachsen. Bleibe freundlich zu deinen Hüftgelenken.

Prinzip 2: Selbstfürsorge und Akzeptanz
Zwinge dich zu nichts und achte deine Grenzen.

Prinzip 4: Gelenk über Gelenk
Im vorderen Bein ist das Knie senkrecht über dem Sprunggelenk ausgerichtet. Wirbelsäule und Becken sind ebenfalls im Lot.

Prinzip 5: Vermeide Druck auf die Gelenke
Lasse einen Restspielraum in den Hüftgelenken. Platziere dein vorderes Knie etwas hinter dem Sprunggelenk, wenn du andernfalls Druck im Knie verspürst.
Wenn du die Hände etwas tiefer senkst als die Schultern, kannst du diese entspannen.

Prinzip 7: Bauchspannung - die aktive Körpermitte
Rolle dein Steißbein unter den Körper, indem du die Bauchmuskeln aktivierst. Hebe das Brustbein an.

Prinzip 8: Balance finden - weniger ist mehr
Balance in Asanas bedeutet nicht nur, achtsam mit deinen Gelenken zu sein, sondern auch mit deiner Muskulatur. Wähle einen entsprechend für dein Empfinden passenden Abstand deiner Füße.

Prinzip 9: Die Beinachsen ausrichten - richtig stehen I
In beiden Beinen zeigen Zehen, Kniescheiben und Hüftgelenke in dieselbe Richtung.

Prinzip 10: Aktive Füße - richtig stehen II
Erde und stabilisiere dich, indem du die Füße aktiv in den Boden schiebst.

Prinzip 18: Mach den Lächeltest
Schenke dir ein Lächeln, denn die Krieger im Yoga heißen oft auch Held.

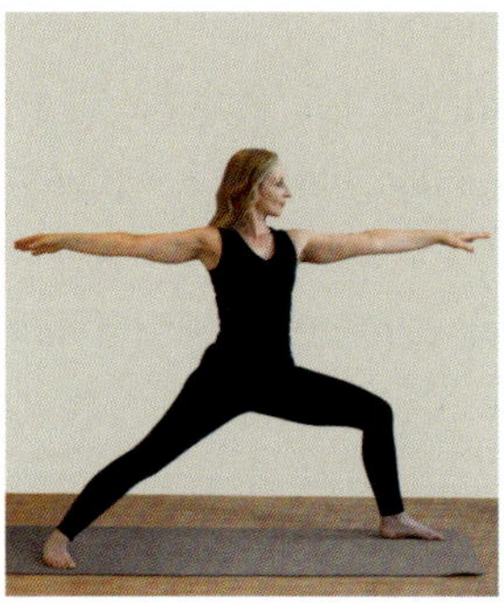

Krieger 2 - *klassische Ausrichtung mit ausgerichteten Beinachsen*

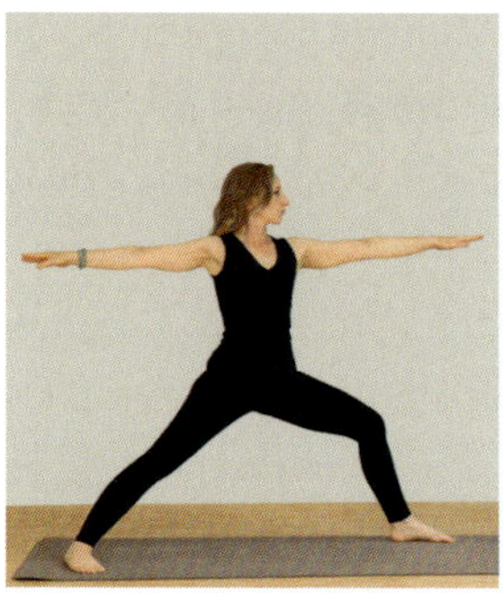

Krieger 2 - *weniger Druck auf dem vorderen Knie*

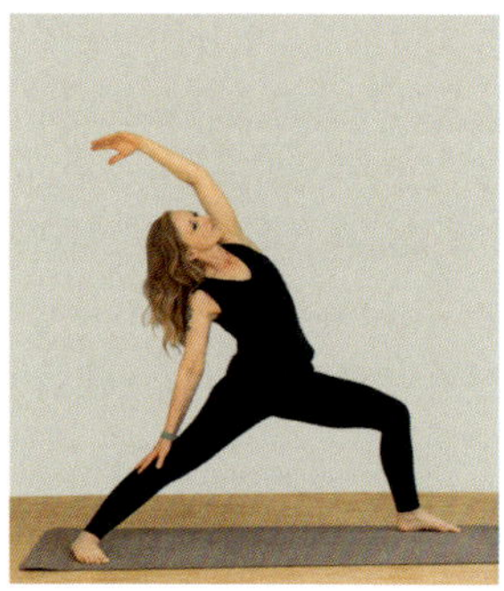

Variante: *Friedvoller Krieger / Sonnenkrieger*

SEITWINKEL – UTTHITA PARSHVAKONASANA

AUSFÜHRUNG:

1. Komme in einen Ausfallschritt mit dem rechten Fuß. Das vordere Knie ist gebeugt und über dem Sprunggelenk ausgerichtet. Deine Hände stützen rechts und links neben deinem vorderen Fuß am Boden.
2. Jetzt drehst du dein Becken nach rechts in Richtung des langen Mattenrands. Schau dir die Ausrichtung deines Beckens an und stelle den hinteren Fuß entsprechend schräg, sodass die Zehen in dieselbe Richtung zeigen wie dein Hüftgelenk.
3. Strecke das hintere Bein und schiebe Ferse und Fußaußenkante aktiv in den Boden. Das Fußlängsgewölbe auf der Innenseite des Fußes ist aktiviert. Auch der vordere Fuß ist aktiv.
4. Aktiviere die Körpermitte, drehe den Oberkörper wie dein Becken nach rechts und hebe ihn an. Die Körperachse ist lang und du ziehst das Schambein in Richtung Bauchnabel.
5. Dein linker Unterarm stützt auf dem linken Oberschenkel ab und schiebt aktiv gegen den Oberschenkel, um so die linke Schulter zu stabilisieren.
6. Hinteres Bein und Oberkörper bilden eine Linie. Vielleicht bleibt deine linke Beckenseite auch etwas höher, wenn sich das für deine Hüftgelenke besser anfühlt.
7. Strecke den rechten Arm in Verlängerung des Oberkörpers am rechten Ohr vorbei schräg nach vorne. Alternativ dazu kannst du auch den rechten Arm senkrecht nach oben strecken.
8. Du spürst, dass deine ganze rechte Körperseite lang gestreckt und gedehnt wird.
9. Beende die Übung, indem du die Hände zum Boden bringst. Auf dem Weg der Hände zum Boden hebst du bereits die hintere Ferse an und richtest Hüften und Schultern parallel aus. Komm zurück in den Ausfallschritt und gehe weiter in den Langen Rücken oder in die Stehende Vorbeuge. Wiederhole die Übung zur anderen Seite.

DIESE PRINZIPIEN WENDEST DU AN:

Prinzip 1: Sei achtsam und höre zu
Sei achtsam mit deinen Knien und Hüftgelenken.

Prinzip 2: Selbstfürsorge und Akzeptanz
Achte deine Grenzen und erzwinge nichts. Du darfst dir mit Yoga etwas Gutes tun.

Prinzip 3: Mut zum Individualismus
Die obere Körperseite wird gestreckt und gedehnt. Erlaube dir, deinen Hüften zuliebe von der Ideallinie hinterer Fuß, Becken und Oberkörper abzuweichen, Strecke den oberen Arm senkrecht nach oben oder am oberen Ohr vorbei.

Prinzip 4: Gelenk über Gelenk
Im vorderen Bein ist das Knie senkrecht über dem Sprunggelenk ausgerichtet.

Prinzip 5: Vermeide Druck auf die Gelenke
Lasse einen Restspielraum in den Hüftgelenken. Platziere dein vorderes Knie etwas hinter dem Sprunggelenk, wenn du andernfalls Druck im Knie verspürst.
Stabilisiere die untere Schulter.

Prinzip 7: Bauchspannung - die aktive Körpermitte
Rolle dein Steißbein unter den Körper, indem du das Schambein in Richtung Nabel ziehst. Hebe das Brustbein an und schiebe es mit dem Scheitel vom Steißbein weg.

Prinzip 8: Balance finden - weniger ist mehr
Balance in Asanas bedeutet, fürsorglich mit deinem Körper umzugehen. Suche dir einen passenden Fokuspunkt, der auch deinem Nacken gefällt.

Prinzip 9: Die Beinachsen ausrichten - richtig stehen I
In beiden Beinen zeigen Zehen, Kniescheiben und Hüftgelenke in dieselbe Richtung.

Prinzip 10: Aktive Füße - richtig stehen II
Stabilisiere dich, indem du die Füße in den Boden schiebst und die hintere Fußaußenkante erdest.

Prinzip 17: Prioritäten setzen
Ein stabiler Stand ist wichtiger als ein möglichst großer Abstand zwischen den Füßen.

Prinzip 18: Mach den Lächeltest
Lasse allen Perfektionismus los und entspanne dich, indem du dir ein Lächeln schenkst.

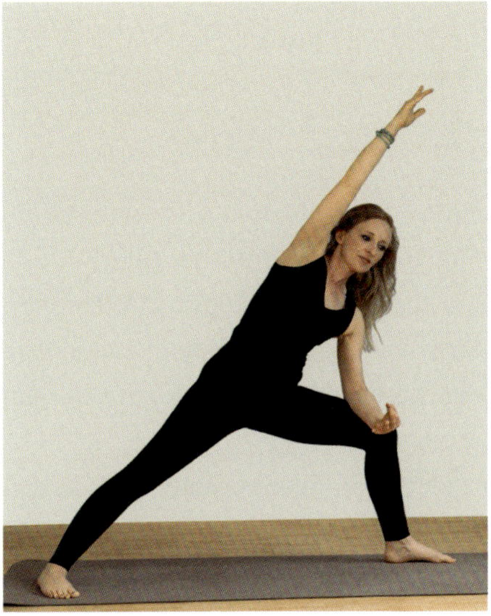

Seitwinkel – *klassische Ausrichtung mit ausgerichteten Beinachsen*

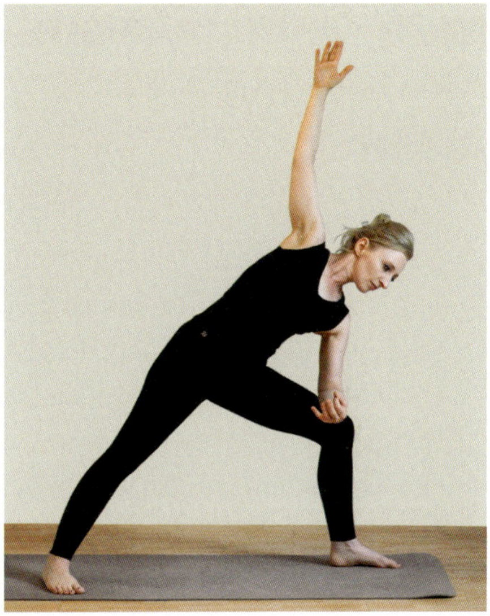

Seitwinkel – *sanftere Variante für die Hüftgelenke*

DREIECK – UTTHITA TRIKONASANA

AUSFÜHRUNG:

1. Mache aus der Berghaltung mit dem rechten Fuß einen großen Schritt zurück.
2. Das vordere Knie ist gebeugt und über dem Sprunggelenk ausgerichtet.
3. Jetzt drehst du dein Becken nach rechts in Richtung des langen Mattenrands. Schau dir die Ausrichtung deines Beckens an und stelle den hinteren Fuß entsprechend schräg, sodass die Zehen in dieselbe Richtung zeigen wie dein Hüftgelenk.
4. Strecke das hintere Bein und schiebe Ferse und Fußaußenkante aktiv in den Boden. Das Fußlängsgewölbe auf der Innenseite des Fußes ist angehoben und damit aktiviert.
5. Strecke das vordere Bein und behalte eine minimale Beugung im Knie. Alternativ kannst du das vordere Bein auch strecken und die Kniescheibe nach oben ziehen, indem du die Muskeln der Oberschenkelvorderseite anspannst. Der vordere Fuß ist aktiv.
6. Aktiviere die Körpermitte, um deine Körperachse zu längen.
7. Kippe das Becken und lasse die vordere Beckenseite nach unten sinken. Schiebe das Becken aktiv nach hinten. Je weiter das Becken kippt, desto weiter kippt auch der Oberkörper seitlich über das vordere Bein.
8. Beide Flanken bleiben gleich lang und die Körperachse behält ihre Länge.
9. Lasse den unteren Arm sinken und platziere die Hand am vorderen Bein.
10. Den oberen Arm streckst du nach oben.
11. Suche dir einen Fokuspunkt, der sich angenehm für Hals und Nacken anfühlt. Das ist vielleicht ein Blick zur Seite oder nach unten, vielleicht schaust du auch nach oben.
12. Um die Übung zu beenden, beuge das vordere Knie über das Sprunggelenk und bringe die Hände zum Boden. Auf dem Weg der Hände zum Boden hebst du bereits die hintere Ferse an und richtest Hüften und Schultern parallel aus. Komm in einen Ausfallschritt und gehe weiter in den Langen Rücken oder in die Stehende Vorbeuge. Richte dich über den Langen Rücken in die Berghaltung auf und wiederhole die Übung zur anderen Seite.

DIESE PRINZIPIEN WENDEST DU AN:

Prinzip 1: Sei achtsam und höre zu
Erspüre, wie viel Dehnung in der vorderen Beininnenseite guttut. Nehme die Länge in deinen Flanken wahr.

Prinzip 2: Selbstfürsorge und Akzeptanz
Es ist nicht wichtig, wie tief du am vorderen Bein deine Hand ablegst.

Prinzip 3: Mut zum Individualismus
Je nachdem, wie stark du das Becken kippen kannst, lehnt sich der Oberkörper seitlich über das vordere Bein. Lasse die obere Hand am Becken, wenn du dich so wohler fühlst.

Prinzip 4: Gelenk über Gelenk
Die Arme sind senkrecht ausgerichtet, sodass sich Handgelenke, Ellenbogen und Schultern übereinander befinden.

Prinzip 5: Vermeide Druck auf die Gelenke
Erlaube dir, einen Restspielraum in den Hüften zu spüren. In den Knien besteht eine Mikrobeugung. Alternativ kannst du die Oberschenkelmuskeln aktivieren und so die Kniescheiben nach oben ziehen.

Prinzip 7: Bauchspannung - die aktive Körpermitte
Aktiviere die Bauchmuskeln. Beide Flanken bleiben gleich lang.

Prinzip 8: Balance finden - weniger ist mehr
Suche dir einen passenden Fokuspunkt, der sich im Nacken gut anfühlt. Der Blick nach oben als klassische Ausrichtung fühlt sich nicht für jeden Nacken gut an.

Prinzip 9: Die Beinachsen ausrichten - richtig stehen I
In beiden Beinen zeigen Hüften, Kniescheiben und Zehen in dieselbe Richtung.

Prinzip 10: Aktive Füße - richtig stehen II
Schiebe die Füße in den Boden ebenso wie die Fußaußenkante des hinteren Fußes.

Prinzip 17: Prioritäten setzen
Rumpfstabilität ist wichtiger als mit der unteren Hand möglichst tief am vorderen Bein zu landen. Bedenke, dass das Dreieck keine Seitneigung ist und du dich entsprechend deiner Hüftbeweglichkeit mit dem Oberkörper seitlich über das vordere Bein lehnst.

Prinzip 18: Mach den Lächeltest
Lasse alle Idealvorstellungen los, entspanne dich innerlich und lächle.

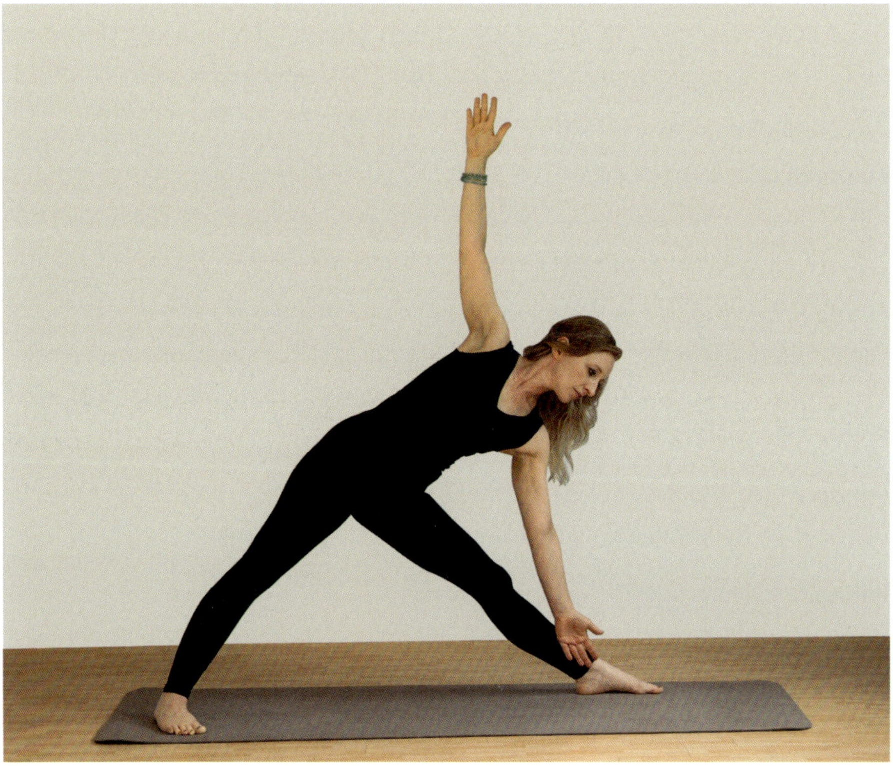

Dreieck mit angewendeten Ausrichtungsprinzipien

TIEFE HOCKE – MALASANA

AUSFÜHRUNG:

1. Stelle die Füße aus der Berghaltung mit doppelt hüftbreitem Abstand oder mehr auf. Die Füße sind parallel ausgerichtet und die Fußaußenkanten sind geerdet. Das Fußlängsgewölbe auf der Innenseite der Füße ist angehoben und damit aktiviert.
2. Lege die Handflächen vor der Brust aufeinander. Die Unterarme bilden eine Linie, die Daumen berühren das Brustbein. Länge die Körperachse, indem du die Körpermitte aktivierst. Hebe das Brustbein an.
3. Drehe die Füße mit den Zehen etwas nach außen und beuge die Knie. Hüftgelenke, Kniescheiben und Zehen zeigen in beiden Beinen jeweils in dieselbe Richtung.
4. Schiebe die Knie aktiv auseinander und nach außen in Richtung der Zehen.
5. Diese Standposition kann so breit sein, dass die Oberschenkel parallel zum Boden ausgerichtet sind.
6. Bleibe mit dem Oberkörper aufgerichtet und schau entsprechend nach vorne oder beuge dich aus den Hüftgelenken nach vorne und platziere die Ellenbogen an den Innenseiten der Oberschenkel. Der Rücken ist lang und du schiebst das Brustbein vom Steißbein weg nach vorne und oben.
7. Beende die Übung, indem du die Füße kraftvoll in den Boden drückst und so die Beine streckst. Richte die Füße wieder parallel aus. Komme in die Berghaltung zurück.

DIESE PRINZIPIEN WENDEST DU AN:

Prinzip 1: Sei achtsam und höre zu
Übe konzentriert und ohne falschen Ehrgeiz. Erspüre, wie viel Dehnung in den Oberschenkeln angenehm ist.

Prinzip 2: Selbstfürsorge und Akzeptanz
Respektiere die Grenzen deines Körpers und passe dein Üben daran an.

Prinzip 3: Mut zum Individualismus
Du entscheidest, wie tief du in die Hocke gehst und auch, wie lange du in ihr verweilst.

Prinzip 5: Vermeide Druck auf die Gelenke
Lasse dich nicht mit deinem Körpergewicht in die Kniegelenke hängen. Je näher du mit dem Becken zum Boden sinkst, umso stärker werden auch die Hüften und Fußgelenke belastet.

Prinzip 7: Bauchspannung - die aktive Körpermitte
Schenke dir Rumpfstabilität und Balance durch aktivierte Bauchmuskeln. So kannst du auch den Rücken strecken.

Prinzip 8: Balance finden - weniger ist mehr
Dein Körper signalisiert dir, wie intensiv du üben kannst. Finde den für dich passenden Abstand der Füße und eine angenehme Beugung in den Knien.

Prinzip 9: Die Beinachsen ausrichten - richtig stehen I
Hüfte, Kniescheibe und Zehen zeigen in beiden Beinen in dieselbe Richtung.

Prinzip 10: Aktive Füße - richtig stehen II
Erde die Fußaußenkanten, Groß- und Kleinzehenballen. Je größer der Abstand zwischen den Füßen, umso leichter kannst du die Fersen erden.

Prinzip 17: Prioritäten setzen
Die Füße zu erden ist wichtiger als möglichst tief in die Hocke zu sinken.

Prinzip 18: Mach den Lächeltest
Entspanne Gesicht und Kiefer. Lächle dir selbst zu.

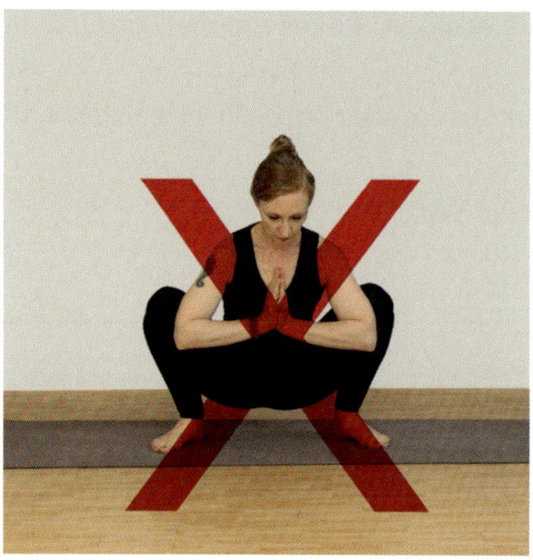

Tiefe Hocke - *Druck auf die Knie*

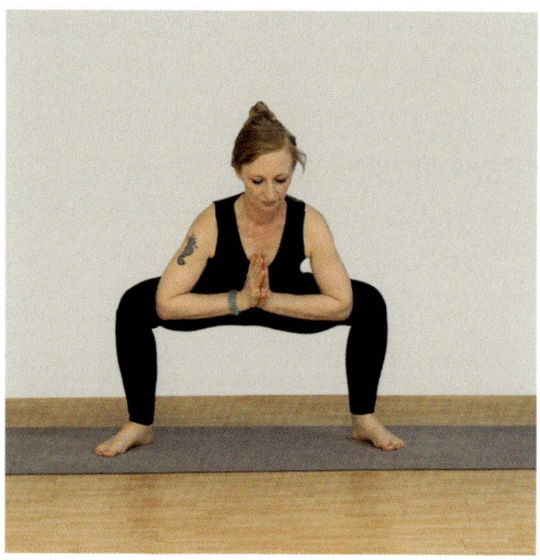

Tiefe Hocke mit angewendeten Ausrichtungsprinzipien

TAUBE – KAPOTASANA

AUSFÜHRUNG:

1. Löse im Herabschauenden Hund den rechten Fuß vom Boden und ziehe das rechte Knie hinter das rechte Handgelenk. Du verlagerst dabei dein Gewicht nach vorne und platzierst die Schultern über den Handgelenken.
2. Klappe den rechten Unterschenkel nach links und beuge den rechten Fuß. Ziehe dazu die Zehen in Richtung Schienbein.
3. Lasse das Becken zum Boden sinken und lege auch das hintere Knie und den hinteren Fuß mit dem Spann am Boden ab.
4. Das Becken ist parallel zum vorderen Mattenrand ausgerichtet und die Hüften sind parallel. Schiebe dir Blöcke oder Kissen unter dein Becken, sollte es den Boden nicht berühren. Wähle eine Beugung im vorderen Knie, die sich angenehm anfühlt. Das rechte Knie ist weiter vorne abgelegt als der rechte Fuß.
5. Schiebe beide kleinen Zehen in den Boden.
6. Spüre in dein vorderes Knie. Sollte es sich unwohl fühlen, weil Zug, Druck oder ein anderes unangenehmes Empfinden entstehen, beuge das vordere Knie etwas stärker. Alternativ dazu kannst du auch das hintere Knie etwas beugen und nach außen schieben. Dabei dreht sich dein Becken etwas mit und ist leicht schräg ausgerichtet. Diese Variante heißt auch Babytaube.
7. Stütze dich mit den Händen in schulterbreitem Abstand auf dem Boden ab, aktiviere die Körpermitte und hebe das Brustbein etwas an.
8. In der Taube darfst du eine Dehnung in der rechten Hüftaußenseite oder der rechten Gesäßhälfte wahrnehmen. Genau diese Muskeln sollen hier gedehnt werden in der für dich passenden Intensität.
9. Beende die Übung, indem du die Handflächen erdest. Das hintere Bein ist gestreckt und du stellst die Zehen des hinteren Fußes auf. Hebe nun beide Knie gleichzeitig vom Boden an und komme in den Herabschauenden Hund zurück. Wiederhole die Übung zur anderen Seite.

DIESE PRINZIPIEN WENDEST DU AN:

Prinzip 1: Sei achtsam und höre zu
Achte gut auf dein vorderes Knie.

Prinzip 2: Selbstfürsorge und Akzeptanz
Achte deine Grenzen und nutze sanftere Variationen. Suche eine Dehnung in der Hüftaußenseite des vorderen Beins, mit der du dich wohlfühlst.

Prinzip 3: Mut zum Individualismus
Nutze Hilfsmittel wie Blöcke oder ein Kissen, um dein Becken zu unterlagen. So wird die Taube sanfter. Beuge dein hinteres Knie, wenn du andernfalls Druck im vorderen Knie spürst.

Prinzip 4: Gelenk über Gelenk
Die Schultern sind über den Handgelenken und Ellenbogen ausgerichtet. Wenn du auf den Unterarmen stützt, sind die Ellenbogen unter den Schultern.

Prinzip 5: Vermeide Druck auf die Gelenke
Nutze Hilfsmittel, um dein Becken höher abzulegen. Finde eine passende Beugung im vorderen Knie.

Prinzip 7: Bauchspannung - die aktive Körpermitte
Aktiviere die Bauchmuskeln. Die Hüften sind parallel (gilt nicht für die Babytaube).

Prinzip 8: Balance finden - weniger ist mehr
Überfordere dich nicht, sondern bleibe sanft und achtsam. Wähle die für dein vorderes Knie passende Variante und gehe jederzeit in die sanftere Babytaube.

Prinzip 9: Die Beinachsen ausrichten - richtig stehen I
Im vorderen Bein zeigen Hüfte und Kniescheibe in dieselbe Richtung.

Prinzip 11: Die Armachsen ausrichten - richtig stützen I
Drehe die Ellenbogen der gestreckten Arme nach hinten. Es bleibt eine Mikrobeugung im Ellenbogen.

Prinzip 12: Aktive Hände - richtig stützen II
Handteller und die Fingerkuppen der gespreizten Finger schieben in den Boden.

Prinzip 15: Richtig rückwärtsbeugen
Hebe das Brustbein an und senke das Steißbein Richtung Boden.

Prinzip 17: Prioritäten setzen
Deine Knie haben oberste Priorität. Vermeide Fehlbelastungen durch achtsames Üben.

Prinzip 18: Mach den Lächeltest
Lasse so viel Dehnung in der Hüftaußenseite entstehen, dass du lächelst, weil du weißt, dass du dir Gutes tust.

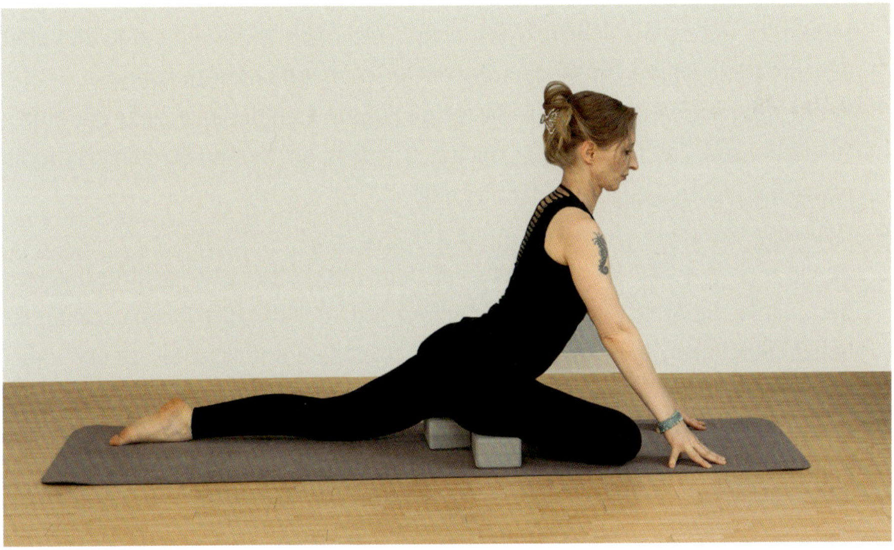

Taube

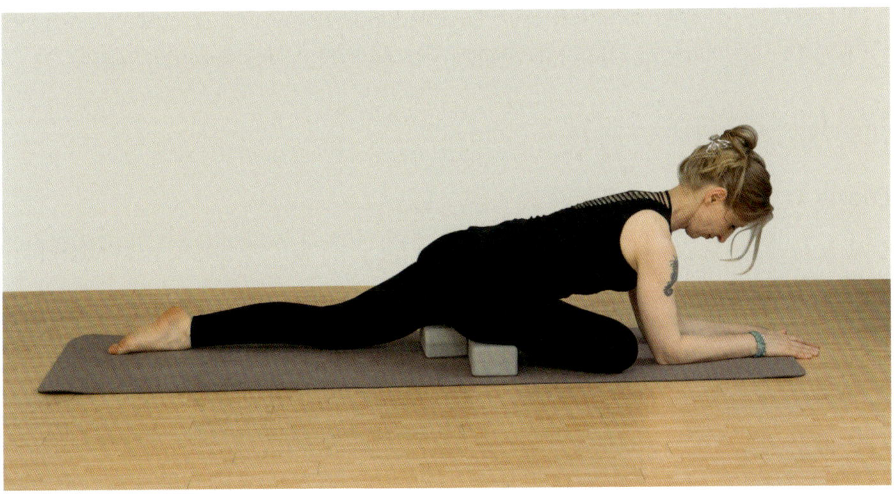

Variante: *schlafende Taube*

EINBEINIGE SITZENDE VORBEUGE / KOPF-KNIE-HALTUNG – JANU SIRSASANA

AUSFÜHRUNG:

1. Setze dich auf den Boden und strecke beide Beine parallel nach vorne in einen Stocksitz aus. Beuge beide Füße.
2. Bringe Länge in die Körperachse und aktivere die Körpermitte. Das Steißbein zeigt nach unten, der Scheitel nach oben. Setze dich gerne auf ein Kissen oder eine gefaltete Decke, um so dein Becken leichter aufrichten zu können.
3. Beuge das rechte Knie und lege die rechte Fußsohle an die Innenseite des linken Oberschenkels. Es ist dabei nicht wichtig, wie dicht am Becken du deine Fußsohle platzierst. Richte die Hüften parallel aus.
4. Hebe das Brustbein an und die Arme über die Seiten nach oben.
5. Beuge dich aus den Hüftgelenken mit dem Oberkörper über dein gestrecktes Bein. Senke die Arme dabei über die Seiten und lasse die Hände rechts und links neben dem linken Bein am Boden landen. Steißbein und Scheitel streben dabei auseinander. Der Scheitel schiebt in Richtung des linken Fußes und der Blick ist schräg nach unten gerichtet.
6. Wenn du sehr beweglich bist, kannst du vielleicht mit deinen Händen entspannt den linken Fuß berühren oder sogar ergreifen.
7. Die Wirbelsäule formt einen lang gezogenen Bogen und der Nacken ist lang.
8. Um die Übung zu beenden, aktiviere bewusst deine Körpermitte und richte den Oberkörper wieder senkrecht auf. Strecke beide Beine und schüttle sie aus, sofern sich das jetzt gut anfühlt. Wiederhole die Übung zur anderen Seite.

DIESE PRINZIPIEN WENDEST DU AN:

Prinzip 1: Sei achtsam und höre zu
Vertraue deinem Körpergefühl und beuge dich nur so weit über dein gestrecktes Bein, wie es für dich angenehm ist.

Prinzip 2: Selbstfürsorge und Akzeptanz
Zwinge dich zu nichts und finde das für dich passende Maß an Dehnung.

Prinzip 3: Mut zum Individualismus
Setze dich auf ein Kissen, um dein Becken leichter kippen zu können. Lege dir eine Rolle unter die Knie oder stelle die Füße auf.

Prinzip 5: Vermeide Druck auf die Gelenke
Lege den Fuß so am Oberschenkel ab, dass es angenehm im Knie bleibt. Lasse eine Mikrobeugung im gestreckten Bein oder strecke es mit aktivierten Oberschenkelmuskeln und geflextem Fuß.

Prinzip 6: Erst die Länge, dann die Bewegung
Ziehe Steißbein und Scheitel auseinander.

Prinzip 7: Bauchspannung – die aktive Körpermitte
Der Bauch zieht nach innen und gleichzeitig schiebst du den Scheitel nach vorne.

Prinzip 8: Balance finden – weniger ist mehr
Finde dein passendes Maß an Anstrengung, in der du dich gleichzeitig entspannen kannst. Achte darauf, dass deine Schultern entspannt bleiben.

Prinzip 14: Richtig vorbeugen
Deine Wirbelsäule formt einen lang gezogenen Bogen, der Scheitel schiebt nach vorne.

Prinzip 17: Prioritäten setzen
Die Länge in der Körperachse ist wichtiger als die Nase möglichst nah ans Schienbein zu bringen.

Prinzip 18: Mach den Lächeltest
Entspanne Gesicht und Schultern. Genieße die wohltuende Dehnung in deiner Körperrückseite, denn so ist es ein Leichtes, jetzt zu lächeln.

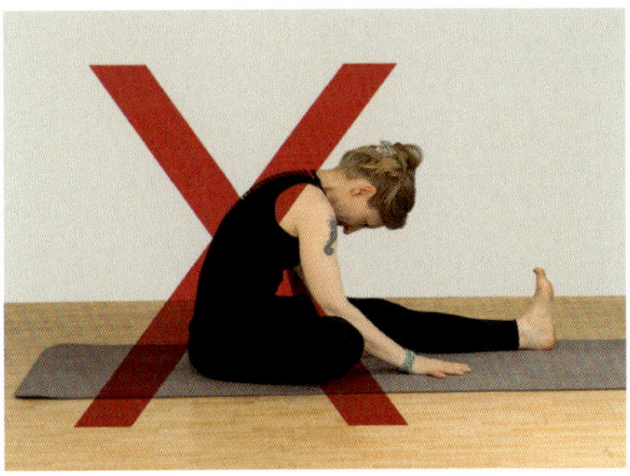

Einbeinige sitzende Vorbeuge *– Verkrümmung der Wirbelsäule*

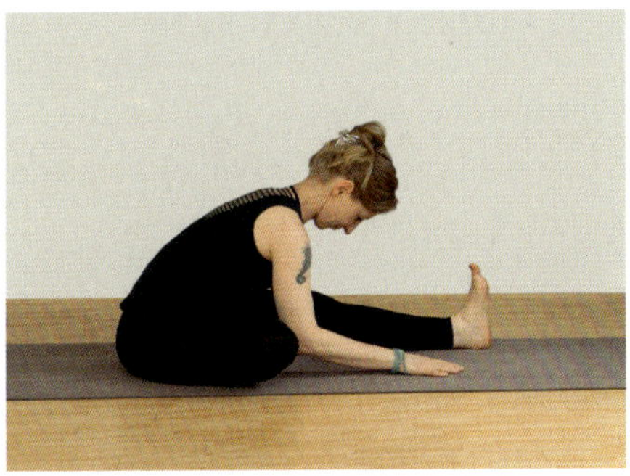

Einbeinige sitzende Vorbeuge *– richtiges Vorbeugen*

SITZENDE VORBEUGE – PASCHIMOTTANASANA

AUSFÜHRUNG:

1. Setze dich auf den Boden und strecke beide Beine parallel nach vorne in den Stocksitz aus. Ziehe die Zehen in Richtung Schienbein.
2. Bringe Länge in die Körperachse und aktivere die Körpermitte. Das Steißbein zeigt nach unten, der Scheitel nach oben. Setze dich gerne auf ein Kissen oder eine gefaltete Decke, um so dein Becken leichter aufrichten zu können.
3. Hebe das Brustbein an und die Arme über die Seiten nach oben.
4. Beuge dich aus den Hüftgelenken mit dem Oberkörper über die gestreckten Beine nach vorne. Du kannst die Knie auch etwas gebeugt lassen und eine gerollte Decke oder ein Kissen unter die Knie legen. Senke die Arme dabei über die Seiten und lasse die Hände rechts und links neben den Beinen am Boden landen. Steißbein und Scheitel streben dabei auseinander. Der Scheitel schiebt in Richtung Füße und der Blick ist schräg nach unten gerichtet.
5. Wenn du sehr beweglich bist, kannst du vielleicht mit deinen Händen entspannt die Füße berühren oder diese sogar umgreifen.
6. Die Wirbelsäule formt einen lang gezogenen Bogen und der Nacken ist lang.
7. Um die Übung zu beenden, aktiviere bewusst deine Körpermitte und richte den Oberkörper wieder senkrecht in den Stocksitz auf. Schüttle die Beine aus, sofern sich das jetzt gut anfühlt.

DIESE PRINZIPIEN WENDEST DU AN:

Prinzip 1: Sei achtsam und höre zu
Spüre die Länge in der Wirbelsäule und die Dehnung in der Körperrückseite.

Prinzip 2: Selbstfürsorge und Akzeptanz
Finde das für dich passende Maß an Dehnung, das dir guttut.

Prinzip 3: Mut zum Individualismus
Setze dich auf ein Kissen, um dein Becken leichter kippen zu können. Lege dir eine Rolle unter die Knie oder stelle die Füße auf.

Prinzip 5: Vermeide Druck auf die Gelenke
Deine Knie bleiben minimal gebeugt. Wenn du die Beine strecken willst, aktiviere die Oberschenkelmuskeln und ziehe die Zehen zu den Schienbeinen.

Prinzip 6: Erst die Länge, dann die Bewegung
Ziehe Steißbein und Scheitel wie ein Gummiband auseinander.

Prinzip 7: Bauchspannung – die aktive Körpermitte
Ziehe den Nabel nach innen und schiebe gleichzeitig Brustbein und Scheitel nach vorne.

Prinzip 8: Balance finden – weniger ist mehr
Finde die für dich passende Intensität und lasse Idealbilder los.

Prinzip 14: Richtig vorbeugen
Deine Wirbelsäule formt einen lang gezogenen Bogen. Das Steißbein schiebt nach hinten, der Scheitel nach vorne.

Prinzip 17: Prioritäten setzen
Die Länge in der Körperachse ist wichtiger als mit den Händen die Füße zu erreichen oder die Nase möglichst nah an die Schienbeine zu bringen.

Prinzip 18: Mach den Lächeltest
Entspanne Gesicht und Schultern, denn so fällt es leicht, zu lächeln.

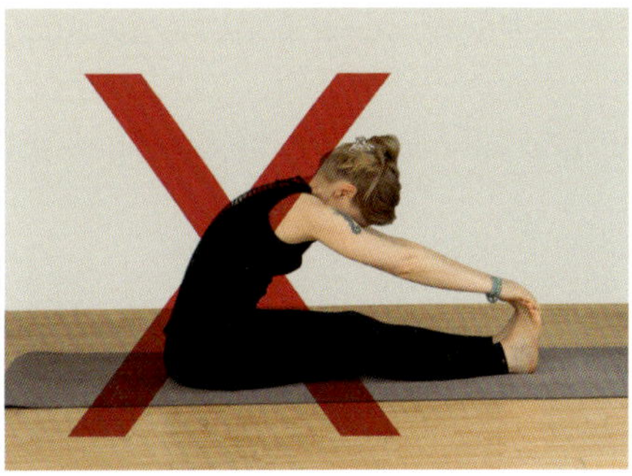

Sitzende Vorbeuge – *Verkrümmung der Wirbelsäule*

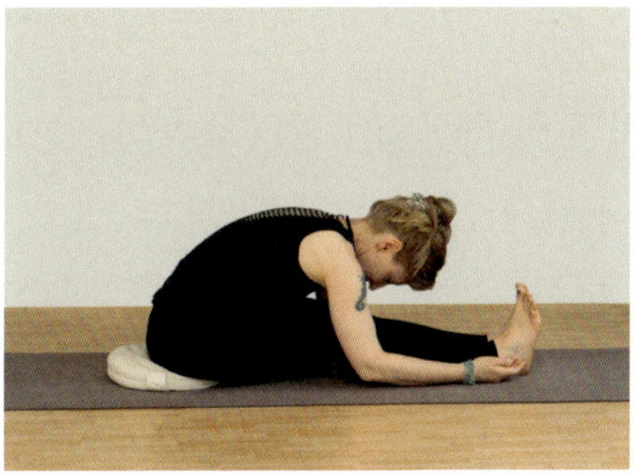

Sitzende Vorbeuge mit angewendeten Ausrichtungsprinzipien

FISCH – MATSYASANA

AUSFÜHRUNG:

1. Lege dich auf den Rücken und stelle die Füße auf. Die Arme liegen gestreckt eng am Oberkörper.
2. Hebe das Becken etwas an, schiebe die Hände darunter und hake die Daumen ineinander. Jetzt streckst du die Arme und schiebst die Schulterblätter etwas näher zueinander.
3. Lasse das Becken langsam wieder sinken und lege die Daumen nebeneinander. Dein Becken ruht jetzt auf deinen Händen oder Handgelenken.
4. Aktivere die Körpermitte.
5. Drücke die Ellenbogen, Unterarme und Hände in den Boden. Dadurch wölbt sich der Brustkorb in einer Rückwärtsbeuge nach oben und der Kopf wird mitgezogen.
6. Finde einen Punkt zwischen Hinterkopf und Scheitel, um so den Kopf am Boden abzulegen. Halsvorderseite und Nacken fühlen sich dabei angenehm an. Der Kopf berührt nur sanft die Erde, ohne dass du ihn mit seinem ganzen Gewicht ablegst.
7. Schiebe weiter aktiv mit Ellenbogen, Unterarmen und Händen in den Boden.
8. Um die Übung zu beenden, löse langsam den Druck deiner Hände und Arme. Ziehe dein Kinn in Richtung Brust, wobei der Kopf weiter Bodenkontakt hat. Sinke langsam in die Rückenlage zurück.
9. Wenn du den Impuls verspürst, stelle die Füße auf oder ziehe die Knie zur Brust in eine Päckchenhaltung.

DIESE PRINZIPIEN WENDEST DU AN:

Prinzip 1: Sei achtsam und höre zu
Übe konzentriert und achte auf Nacken, Halsvorderseite und Halswirbelsäule.

Prinzip 2: Selbstfürsorge und Akzeptanz
Übe so, dass du eine angenehme Weite im Brustkorb spürst.

Prinzip 3: Mut zum Individualismus
Finde einen Auflagepunkt für deinen Kopf, der sich gut für den Nacken und die Halsvorderseite anfühlt. Lege alternativ Oberkörper und Kopf auf Blöcke oder ein Bolster.

Prinzip 5: Vermeide Druck auf die Gelenke
Achte auf deine Halswirbelsäule und den unteren Rücken.

Prinzip 6: Erst die Länge, dann die Bewegung
Der Blick ist nach oben gerichtet, nicht zur Seite. Die Wirbelsäule liegt im Lot.

Prinzip 7: Bauchspannung – die aktive Körpermitte
Spanne deine Bauchmuskeln an und ziehe dein Schambein in Richtung Nabel.

Prinzip 8: Balance finden – weniger ist mehr
Bleibe nur so lange in der Übung, wie es deine Kraft in den Händen und im Bauch zulässt.

Prinzip 12: Aktive Hände – richtig stützen II
Handteller und Fingerkuppen schieben aktiv in den Boden.

Prinzip 15: Richtig rückwärtsbeugen
Schiebe Brustbein und Herz nach oben und in Richtung Kopf.

Prinzip 17: Prioritäten setzen
Ein angenehmes Gefühl in Hals und Nacken ist wichtiger als den Scheitel auf dem Boden abzulegen.

Prinzip 18: Mach den Lächeltest
Schenke dir ein entspanntes, wohliges Lächeln. Dies wird möglich, wenn du eine angenehme Position für deinen Kopf wählst.

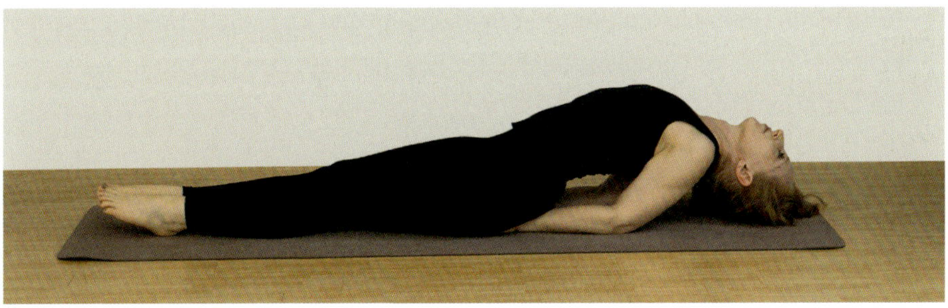

Fisch mit angewendeten Ausrichtungsprinzipien

KOPFSTAND – SIRSANANA

AUSFÜHRUNG:

1. Komme in den Vierfußstand und stelle die Zehen auf. Platziere Unterarme und Hände am Boden. Dabei greifen die Hände an die Ellenbogen.
2. Klappe die Unterarme auseinander nach vorne und falte die Hände in Gebetshaltung ineinander. Lege die kleinen Finger dabei nebeneinander und öffne die Handflächen.
3. Lege den Hinterkopf in die Handflächen. Der Scheitel zeigt zum Boden.
4. Aktiviere die Körpermitte
5. Hebe die Knie vom Boden an. Auf diese Weise richtet sich der Oberkörper umgekehrt auf und das Becken bewegt sich über den Kopf.
6. Laufe mit den Füßen langsam in Richtung Kopf, um den Oberkörper in die senkrechte Aufrichtung zu bringen. Hände und Unterarme schieben in den Boden, damit der Kopf und die Halswirbelsäule entlastet sind. Gleichzeitig stabilisierst du dich in der Stützposition.
7. Aktiviere nochmals bewusst deine Körpermitte. Bleibe in dieser Vorübung für den Kopfstand und spüre die Aufrichtung deiner Körperachse. Nur wenn du dich sicher fühlst, gehe zu den nächsten Schritten weiter.
8. Hebe ein Bein möglichst gestreckt in Verlängerung des Oberkörpers an. Dabei löst sich auch der andere Fuß vom Boden und du kannst beide Beine parallel nach oben ausstrecken. Schließe die Füße und schiebe die Großzehenballen gegeneinander. Alternativ kannst du auch mit Hilfe deiner Rücken- und Bauchmuskeln beide Füße gleichzeitig vom Boden heben und die Beine mit gebeugten Knien anheben. Richte zuerst die Oberschenkel senkrecht aus. Entweder du bleibst in dieser Position oder du streckst langsam die Beine nach oben.
9. Beende die Übung in umgekehrter Reihenfolge und lasse die Körpermitte dabei aktiviert. Spüre im Fersensitz nach oder lege dich auf den Rücken in Savasana, die Entspannungshaltung.

DIESE PRINZIPIEN WENDEST DU AN:

Prinzip 1: Sei achtsam und höre zu
Übe in Ruhe, mit Kraft und ohne Schwung. Gehe nur so weit, wie du dich wohl und sicher fühlst. Achte auf die Länge in der Halswirbelsäule.

Prinzip 2: Selbstfürsorge und Akzeptanz
Erzwinge nichts. Akzeptiere deine körperlichen Grenzen und ebenso innere Widerstände wie Gefühle von Angst oder Skepsis. Alles hat seine Zeit.

Prinzip 3: Mut zum Individualismus
Erlaube dir, den Kopfstand an der Wand zu üben, wenn dir das ein Gefühl von Sicherheit schenkt.

Prinzip 4: Gelenk über Gelenk
Der Oberkörper ist gestreckt, die gesamte Wirbelsäule lang. Die Füße sind über den Knien und Hüften ausgerichtet.

Prinzip 5: Vermeide Druck auf die Gelenke
Lege unbedingt den Hinterkopf in die Hände, der Scheitel berührt den Boden.
Wenn Hals und Kopf gefühlt viel Gewicht tragen, übe alternativ mit einem Kopfstandhocker.

Prinzip 7: Bauchspannung – die aktive Körpermitte
Die aktiven Bauchmuskeln schaffen Stabilität und helfen beim Balance halten.

Prinzip 8: Balance finden – weniger ist mehr
Bleibe nur so lange in der Übung, wie du dich wirklich wohl fühlst.

Prinzip 17: Prioritäten setzen
Dich körperlich und emotional wohlzufühlen ist wichtiger als um jeden Preis im Kopfstand zu stehen.

Prinzip 18: Mach den Lächeltest
Du brauchst hier viel Konzentration, darfst aber trotzdem Gesicht und Kiefer entspannen und lächeln.

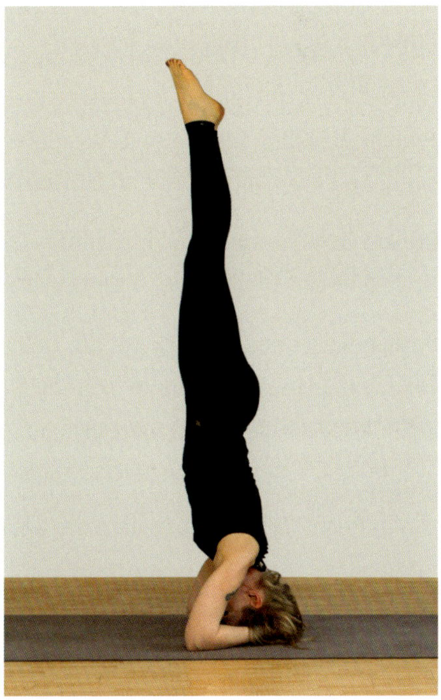

Kopfstand

HELDENSITZ / SITZENDER HELD – VIRASANA

AUSFÜHRUNG:

1. Starte in einem Kniestand. Die Beine sind parallel ausgerichtet. Die Fußrücken sind geerdet.
2. Greife mit den Händen von außen deine Waden und drehe sie nach außen. Auf diese Weise unterstützt du die für den Heldensitz notwendige Innenrotation in den Hüften. Lasse das Becken langsam und kontrolliert in Richtung Fersen sinken.
3. Setze dich zwischen die Fersen. Sollte sich dies unangenehm anfühlen oder nicht möglich sein, lege Blöcke zwischen deine Fersen und setze dich auf die Blöcke.
4. Lasse die Arme entspannt nach unten sinken und lege die Hände ebenfalls entspannt in den Schoß oder auf den Oberschenkeln ab.
5. Um die Übung zu beenden, richte dich wieder in den Kniestand auf.

DIESE PRINZIPIEN WENDEST DU AN:

Prinzip 1: Sei achtsam und höre zu
Achte gut auf deine Knie.

Prinzip 2: Selbstfürsorge und Akzeptanz
Fehlt die Beweglichkeit in den Hüften, erzwinge nichts. Sonst schadest du dir nur.

Prinzip 3: Mut zum Individualismus
Setze dich auf Blöcke oder alternativ in den Fersensitz.

Prinzip 5: Vermeide Druck auf die Gelenke
Die Übung ist herausfordernd für die Hüftgelenke. Stoßen sie an ihre Grenzen, entsteht eine Fehlbelastung der Knie.

Prinzip 7: Bauchspannung – die aktive Körpermitte
Um aufrecht zu sitzen, aktiviere die Bauchmuskeln.

Prinzip 8: Balance finden – weniger ist mehr
Sanfter und vorsichtiger ist hier besser als jede Form von Anstrengung oder Ehrgeiz.

Prinzip 17: Prioritäten setzen
Die Gesundheit deiner Knie ist wichtiger als alles andere.

Prinzip 18: Mach den Lächeltest
Entspanne die Schultern und dein Gesicht. Helden haben allen Grund zu lächeln.

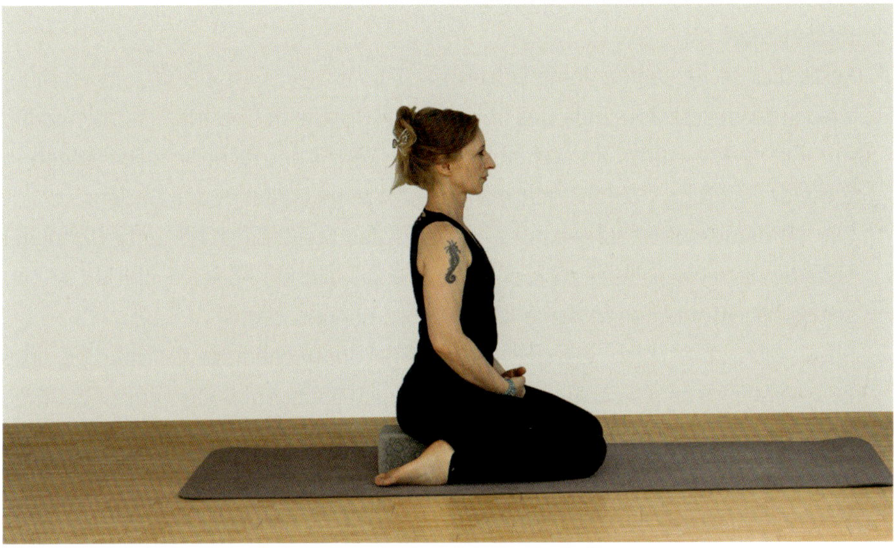

Heldensitz auf Blöcken

DREHSITZ – MATSYENDRASANA

AUSFÜHRUNG:

1. Komme in den Fersensitz. Fußrücken und Schienbeine sind geerdet und parallel ausgerichtet.
2. Setze dich rechts neben deine Fersen.
3. Kreuze das rechte Bein über das linke Bein und stelle den rechten Fuß am Boden auf. Die rechte Hüfte, Kniescheibe und die Zehen des rechten Fußes zeigen in dieselbe Richtung. Schiebe den rechten Großzehenballen in den Boden.
4. Die Körperachse ist aufgerichtet, so zeigt das Steißbein nach unten und der Scheitel nach oben. Setze dich auf einen Block oder ein Kissen, wenn du so besser und leichter Länge in deine Körperachse bringen kannst.
5. Spüre dein linkes Knie. Nimmst du dort ein unangenehmes Gefühl, Zug oder Druck wahr, dann strecke dein linkes Bein nach vorne am Boden aus und beuge dein Fuß. Das ist der Halbe Drehsitz.
6. Hebe beide Arme über die Seiten nach oben, um deine Körperachse noch mehr zu längen.
7. Drehe dich in Richtung des oberen Beines nach rechts und lasse dabei die Arme sinken.
8. Greife mit der linken Hand von vorne das rechte Knie. Bleibe im Becken und in der Wirbelsäule senkrecht aufgerichtet. Hebe das Brustbein an. Alternativ kannst du auch mit dem linken Arm den rechten Oberschenkel inklusive Knie umarmen. Achte darauf, eine Halteposition zu finden, in der du beide Schultern weiter entspannen und Richtung Boden sinken lassen kannst.
9. Die rechte Hand berührt hinter deinem Rücken den Boden, ohne Gewicht zu tragen. Alternativ dazu kannst du die rechte Hand auch an dein Kreuzbein legen.
10. Drehe den Kopf so weit in Richtung der rechten Schulter, wie es sich angenehm anfühlt.
11. Beende die Übung, indem du deinen Haltegriff löst und den Oberkörper zurückdrehst. Der Blick ist nach vorne gerichtet. Setze dich wieder in den Fersensitz und wiederhole die Übung zur anderen Seite.

DIESE PRINZIPIEN WENDEST DU AN:

Prinzip 1: Sei achtsam und höre zu
Achte auf die Signale deines Körpers und rotiere ohne Gewalt. Schütze so Wirbelsäule und Iliosakralgelenk.

Prinzip 2: Selbstfürsorge und Akzeptanz
Rotiere unbedingt aus der Länge der Wirbelsäule heraus. Drehe dich nicht gewaltsam, sondern mit Gefühl.

Prinzip 3: Mut zum Individualismus
Setze dich auf einen Block oder ein Kissen, um das Becken besser aufrichten zu können. Wähle den Halben Drehsitz und strecke das untere Bein nach vorne aus, um sanfter zu üben.

Prinzip 5: Vermeide Druck auf die Gelenke
Achte auf die Aufrichtung und Länge deiner Körperachse. Drehe den Kopf nur so weit, wie es angenehm ist. Richte die Beinachse des oberen Beins aus.

Prinzip 6: Erst die Länge, dann die Bewegung
Sitze nicht hinter, sondern auf beiden Sitzbeinhöckern und hebe das Brustbein an.

Prinzip 7: Bauchspannung - die aktive Körpermitte
Stabilisiere den Überkörper mit Hilfe der Bauchmuskeln und hebe das Brustbein an.

Prinzip 8: Balance finden - weniger ist mehr
So weit wie möglich ist nicht gleichzeitig so viel, wie dir guttut.

Prinzip 9: Die Beinachsen ausrichten - richtig stehen I
Im oberen Bein zeigen Zehen, Kniescheibe und Hüfte in dieselbe Richtung.

Prinzip 10: Aktive Füße - richtig stehen II
Der Fuß des oberen Beins schiebt mit dem Großzehenballen in den Boden.

Prinzip 13: Richtig rotieren
Nutze die Ausatmung, um den Oberkörper zu drehen. Deine Hände unterstützen hier die Bewegung, steuern sie aber nicht.

Prinzip 17: Prioritäten setzen

Die Länge in der Körperachse ist wichtiger als dich möglichst weit zu drehen.

Prinzip 18: Mach den Lächeltest

Die Schultern sind entspannt und sinken nach unten. So ist Lächeln leicht.

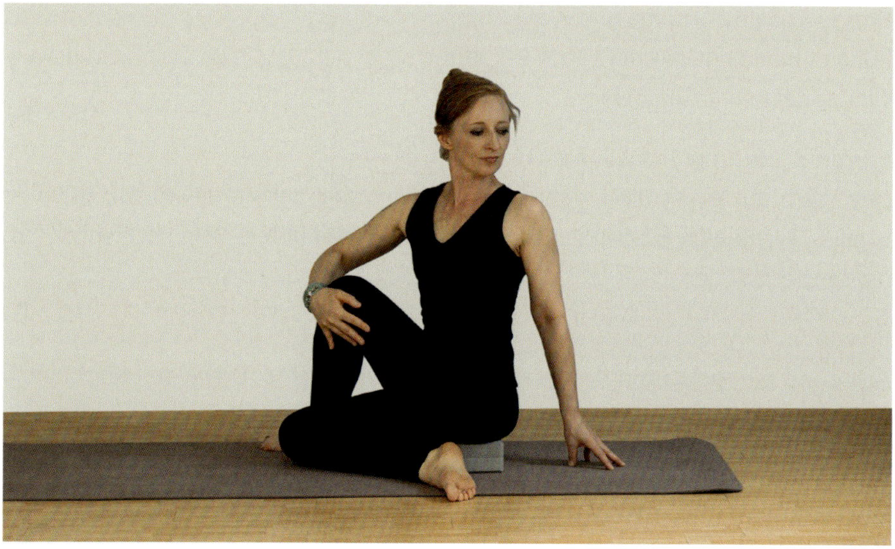

Drehsitz auf einem Block

SPHINX / BABYKOBRA – LAGHU BHUJANGASANA

AUSFÜHRUNG:

1. Komme in die Bauchlage. Lege die Stirn am Boden ab. Die Beine sind gestreckt und parallel.
2. Platziere deine Hände links und rechts neben deinem Brustkorb.
3. Aktiviere die Körpermitte und hebe aus der Kraft der Rückenmuskeln Kopf und Brustbein vom Boden in die Kobra.
4. Halte die Kraft in der Körpermitte und bringe die Ellenbogen unter die Schultern. Die Unterarme liegen jetzt parallel und die Hände sind aktiv geerdet mit aufgefächerten Fingern.
5. Schiebe mit den Ellenbogen, Unterarmen und Händen in den Boden, um die Schultern zu stabilisieren.
6. Schiebe das Brustbein nach vorne und oben.
7. Um die Übung zu beenden, schiebe die Ellenbogen zur Seite und lege die Hände mit den Handflächen nach unten aufeinander. Lege den Kopf auf den Händen ab.

DIESE PRINZIPIEN WENDEST DU AN:

Prinzip 1: Sei achtsam und höre zu
Achte auf deinen unteren Rücken und die Schultern.

Prinzip 2: Selbstfürsorge und Akzeptanz
Probiere aus, wie viel Bauchspannung du brauchst und wie weit du das Brustbein nach vorne und oben schieben kannst, damit keine Enge im unteren Rücken entsteht.

Prinzip 3: Mut zum Individualismus
Lege ein Kissen unter deine unteren Rippenbögen, um die Übung sanfter zu machen. Gehe alternativ in die Kobra. Wenn du den Kopf ablegen willst, nutze einen Block und vermeide das Entstehen einer Handynackenhaltung.

Prinzip 4: Gelenk über Gelenk
Die Schultern befinden sich über den Ellenbogen.

Prinzip 5: Vermeide Druck auf die Gelenke
Behalte Schultern, unteren Rücken und Hals in deinem Fokus. Der Blick geht nach vorne, um Druck in der Halswirbelsäule zu vermeiden.

Prinzip 6: Erst die Länge, dann die Bewegung
In der Bauchlage als Ausgangsposition legst du die Stirn ab.

Prinzip 7: Bauchspannung - die aktive Körpermitte
Die aktivierten Bauchmuskeln ziehen das Schambein in Richtung Nabel und schützen den unteren Rücken vor Druck.

Prinzip 8: Balance finden - weniger ist mehr
Nutze gerne Alternativen mit Hilfsmitteln wie zum Beispiel ein Kissen unter deinem Brustkorb, um die Rückwärtsbeuge sanfter zu gestalten.

Prinzip 12: Aktive Hände - richtig stützen II
Die Hände schieben gemeinsam mit den Ellenbogen und Unterarmen in den Boden.

Prinzip 15: Richtig rückwärtsbeugen
Der Bauch ist aktiv und du schiebst das Brustbein sanft nach vorn und hebst es gleichzeitig behutsam an.

Prinzip 18: Mach den Lächeltest
Wenn du die für dich passende Intensität der Rückwärtsbeuge gefunden hast, fällt es leicht, entspannt zu lächeln.

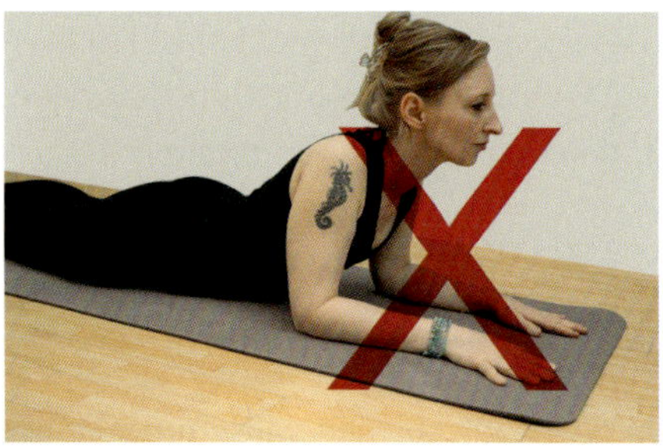

Sphinx mit Druck auf den Schultern

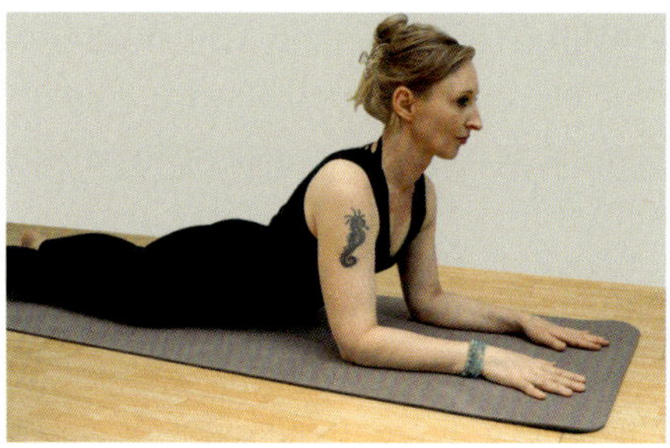

Sphinx mit angewendeten Ausrichtungsprinzipien

SCHULTERSTAND – SARVANGASANA

AUSFÜHRUNG:

1. Falte eine Decke als Unterlage für die Schultern und Arme.
2. Lege dich auf den Rücken und stelle die Füße auf. Die dicke Decke liegt angenehm unter deinen Schulterblättern. Der Kopf liegt direkt auf dem Boden. Unter dem Hals ist nur der Boden, keine Decke oder andere Unterlage.
3. Der Blick geht senkrecht nach oben zur Zimmerdecke, Nacken und Halsvorderseite sind lang. Dazu bringst du Stirn und Kinn in eine Horizontale.
4. Aktiviere die Körpermitte.
5. Ziehe die Knie zur Brust, hebe das Becken an und richte auf diese Weise den Oberkörper auf, sodass sich das Becken über dem Brustkorb befindet. Alternativ dazu wähle den Ellenbogenstand, indem du deinen Oberkörper schräg in der Luft hältst und den gesamten Schultergürtel auf diese Weise geerdet lässt. Strecke die Beine im Schulterstand senkrecht nach oben aus oder strecke sie schräg über dem Kopf aus in den Ellenbogenstand.
6. Schließe die Füße und schiebe die Großzehenballen gegeneinander.
7. Die Hände stützen am Becken und neben der Wirbelsäule am unteren Rücken. Auf diese Weise stabilisierst du den Oberkörper in seiner Position. Die Arme sind parallel. Entscheide nach deinem Körpergefühl, ob du in den Schulterstand gehen möchtest oder ob du in der Variante Ellenbogenstand bleibst.
8. Beende die Übung in umgekehrter Reihenfolge. Komm in die Rückenlage mit aufgestellten Füßen zurück oder strecke die Beine am Boden in die Entspannungshaltung Savasana aus.

DIESE PRINZIPIEN WENDEST DU AN:

Prinzip 1: Sei achtsam und höre zu
Gehe nur so weit, wie es dein Körper gut findet. Achte darauf, dass weder Druck, Zug noch Enge in der Halswirbelsäule entstehen.

Prinzip 2: Selbstfürsorge und Akzeptanz
Achte auf deine Halswirbelsäule und wähle alternativ eine sanftere Variante.

Prinzip 3: Mut zum Individualismus
Lege ein Kissen unter deine unteren Rippenbögen, um die Übung sanfter zu machen. Gehe alternativ in die Kobra. Wenn du den Kopf ablegen willst, nutze einen Block und vermeide das Entstehen einer Handynackenhaltung.

Prinzip 5: Vermeide Druck auf die Gelenke
Die Halswirbelsäule wird hier sehr gefordert. Lege die Schultern höher oder übe sanftere Alternativen.

Prinzip 6: Erst die Länge, dann die Bewegung
Die Halswirbelsäule ist gebeugt. Vermeide unbedingt ein Drehen des Kopfes.

Prinzip 7: Bauchspannung – die aktive Körpermitte
Die aktivierten Bauchmuskeln schenken dir Stabilität.

Prinzip 8: Balance finden – weniger ist mehr
Nutze Hilfsmittel und wähle jederzeit sanftere Alternativen zu dieser Umkehrhaltung.

Prinzip 11: Die Armachsen ausrichten – richtig stützen I
Die Arme sind parallel und die Ellbogen nach hinten ausgerichtet.

Prinzip 17: Prioritäten setzen
Deine Grenzen zu achten ist wichtiger als die Übung selbst.

Prinzip 18: Mach den Lächeltest
Der Blick geht senkrecht nach oben. Sei stolz auf dich, dass du mit Achtsamkeit übst.

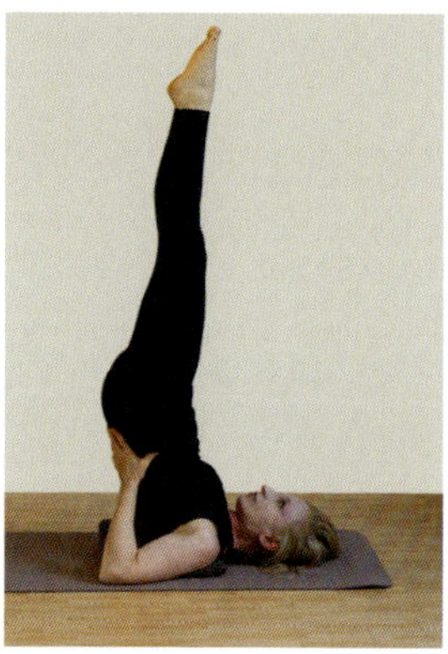

Schulterstand

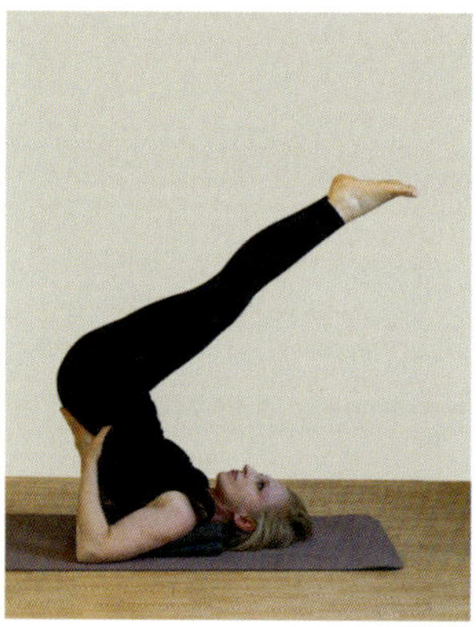

Halber Schulterstand / Ellenbogenstand – *Viparita Karani*

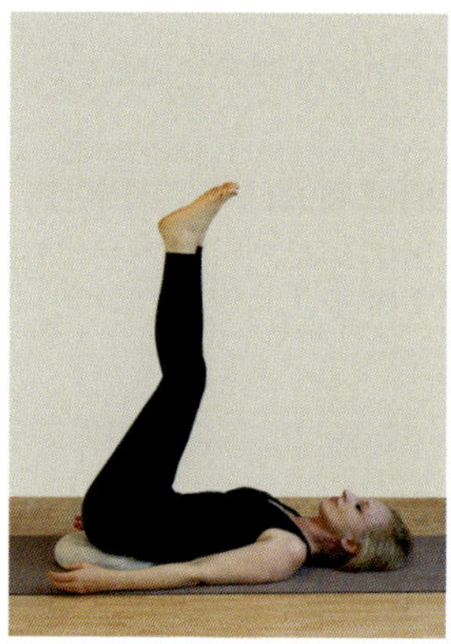

Gestützter Schulterstand als sanfte Variante

KAMEL – USHTRASANA

AUSFÜHRUNG:

1. Komme in den Kniestand. Die Beine sind parallel, die Oberschenkel und der Oberkörper senkrecht aufgerichtet. Stelle die Zehen auf.
2. Greife mit den Händen an das Becken.
3. Aktiviere deine Körpermitte, sodass das Steißbein nach unten und der Scheitel nach oben zeigt. Hebe das Brustbein an.
4. Lege die Handflächen mit den Fingern nach unten an das Kreuzbein und gebe einen Schubimpuls nach unten, um das Becken in seiner Aufrichtung zu stabilisieren. Schiebe die Ellenbogen zueinander, um die Arme parallel auszurichten. Alternativ kannst du die Hände mit den Fingerspitzen nach oben am Kreuzbein platzieren, was eine höhere Beweglichkeit der Handgelenke erfordert.
5. Aktiviere weiter deine Körpermitte, indem du dein Schambein in Richtung Bauchnabel ziehst. Hebe das Brustbein weiter an und lehne dich aus dem oberen Rücken langsam und kontrolliert zurück in eine Rückwärtsbeuge.
6. Sofern es sich angenehm anfühlt, löse die Hände vom Kreuzbein und berühre mit ihnen die Fersen.
7. Beende die Übung, indem du kraftvoll deine Bauchmuskeln anspannst und in den Kniestand zurückkommst. Sinke in den Fersensitz oder in die Kindeshaltung, um nachzuspüren.

DIESE PRINZIPIEN WENDEST DU AN:

Prinzip 1: Sei achtsam und höre zu
Achte auf deinen unteren Rücken.

Prinzip 2: Selbstfürsorge und Akzeptanz
Mache dir bewusst, dass jeder Körper einzigartig in seinem Aussehen und in seiner Beweglichkeit ist.

Prinzip 4: Gelenk über Gelenk
Die Hüften befinden sich über den Knien.

Prinzip 5: Vermeide Druck auf die Gelenke
Achte auf die Länge im Nacken. Aktivere den Bauch, um Enge oder Druck im unteren Rücken zu vermeiden.

Prinzip 6: Erst die Länge, dann die Bewegung
Im Kniestand richtest du deine Körperachse aus. Schiebe den Scheitel nach oben.

Prinzip 7: Bauchspannung – die aktive Körpermitte
Ziehe kraftvoll das Schambein in Richtung Nabel, um den unteren Rücken zu schützen.

Prinzip 8: Balance finden – weniger ist mehr
Prinzip 11: Die Armachsen ausrichten – richtig stützen I
Führe die Arme über die Seiten nach hinten.

Prinzip 12: Aktive Hände – richtig stützen II
Wenn die Hände am Kreuzbein stützen, sind sie aktiv.

Prinzip 15: Richtig rückwärtsbeugen
Die Rückwärtsbeuge entsteht aus der Brustwirbelsäule, nicht aus dem Hals.
Halte den Nacken lang.

Prinzip 17: Prioritäten setzen
Ein Gefühl von Freiheit im unteren Rücken ist wichtiger als möglichst weit rückwärts zu beugen.

Prinzip 18: Mach den Lächeltest
Entspanne dich innerlich in die Übung, halte den Nacken lang und schenke dir ein Lächeln.

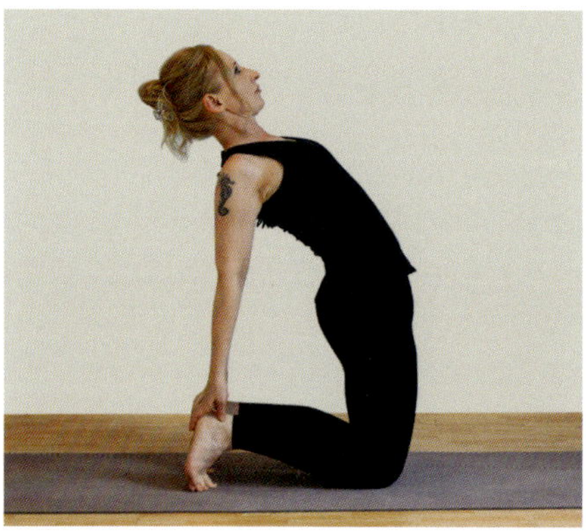

Kamel

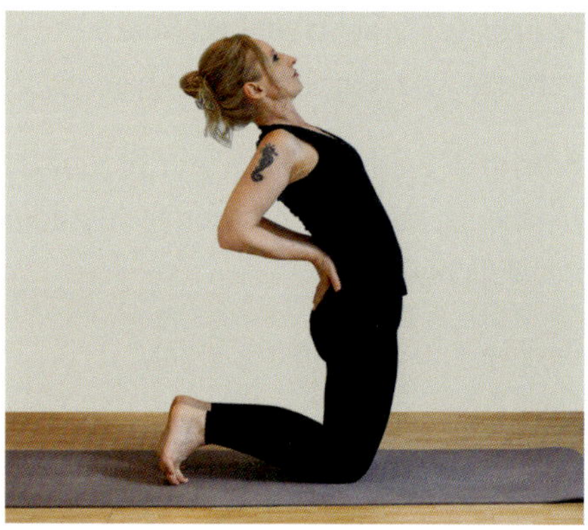

Variante: Kamel – *Hände am Kreuzbein*

Es gibt noch eine Vielzahl weiterer Asanas, die an dieser Stelle vorgestellt werden könnten, denn die Ausrichtungsprinzipien gelten in allen Yogahaltungen.

Erwähnt seien an dieser Stelle sämtliche Handbalancen, weil in ihnen die Prinzipien des richtigen Stützens besonders wichtig sind, um Druck auf die Handgelenke und Schultern zu vermeiden. Gleiches gilt auch für Asanas, bei denen viel Gewicht auf den Händen lastet. Nachfolgend einige Beispiele:

Brett / Planke	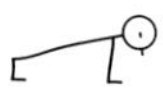	**Schiefe Ebene / umgedrehtes Brett**	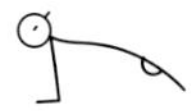
Handstand	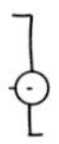	**Seitstütz und Varianten**	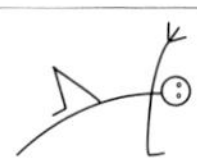
Glühwürmchen / Firefly	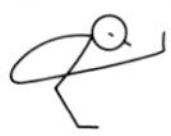	**Tisch**	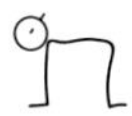
Krähe und Varianten der Krähe	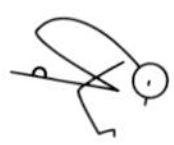	**Twist im Vierfuß-stand**	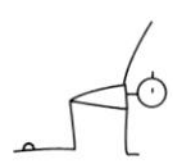

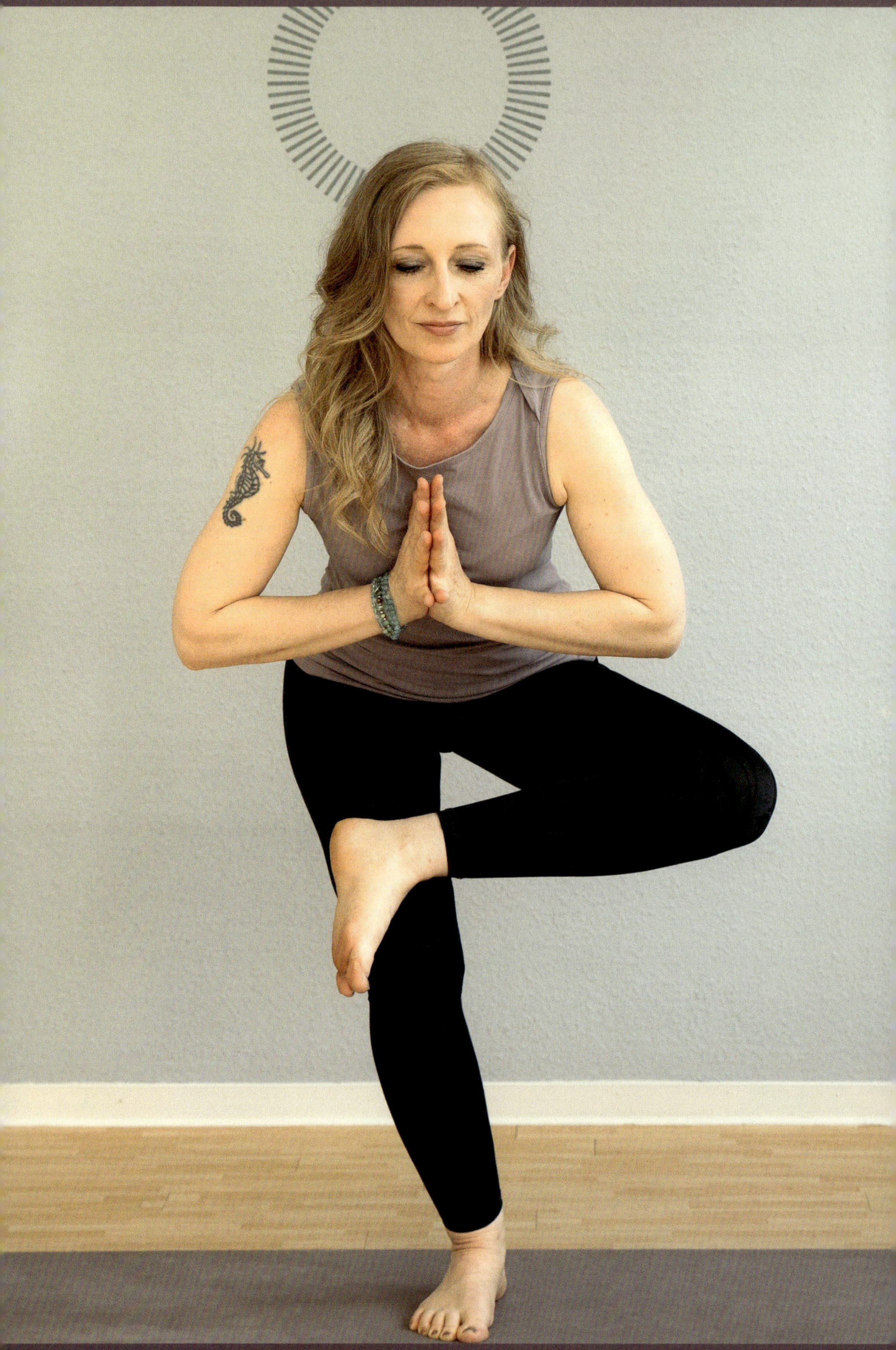

7 ES WIRD NICHT SINNVOLL, NUR WEIL DU ES OFT HÖRST

Jeder Yogalehrer kennt die Situation beim Unterrichten, dass didaktische Anleitungen von den Schülern nicht umgesetzt werden. Als Konsequenz den Schülern zu unterstellen, dass sie unmotiviert seien, die Autorität und Expertise des Yogalehrers in Frage stellen würden oder einfach nicht zuhörten, wäre eine überaus scharfe Kritik und zudem eine unangebrachte Schuldzuweisung. Dass bestimmte Anweisungen nicht umgesetzt werden, mag vielmehr daran liegen, dass die Yogaschüler diese nicht verstehen oder aufgrund eines schwachen Körpergefühls nicht umsetzen können.

Nicht alle Anweisungen in der Yogapraxis treffen auf Verständnis, denn jeder Mensch versteht und sieht die Welt mit anderen Augen und drückt sich entsprechend individuell aus. So entwickeln sich kontinuierlich auch neue Formulierungen in den Anleitungen der Asanas, in dem Versuch letztlich den sprichwörtlichen Nagel auf den Kopf zu treffen.

Diese Thematik soll anhand eines Beispiels verdeutlicht werden, das zeigt, dass selbst eine simple Handlungsanweisung auf eine Vielzahl von Arten ausgedrückt werden kann. So können mögliche Anleitungen zur Ausrichtung der Körperachse lauten:

- Aktiviere deinen Bauch und hebe dein Brustbein an.
- Aktiviere dein Uddhiyana Bandha.
- Hebe dein Brustbein an.
- Hebe dein Schambein in Richtung Bauchnabel.
- Kippe dein Becken, sodass dein Steißbein Richtung Boden zeigt und bringe Länge in deine Vorderseite.
- Rolle dein Steißbein ein.
- Schiebe dein Brustbein zur Zimmerdecke.
- Ziehe den Nabel nach innen.
- Ziehe den Nabel nach innen und oben.
- Ziehe den Unterbauch nach innen.
- Ziehe Nabel und Brustbein auseinander.

Um einen einzigen Aspekt bei der technischen Ausführung einer Yogahaltung zu beschreiben, gibt es also zahlreiche Möglichkeiten. Dies gilt natürlich nicht nur für das Üben der Asanas, sondern genau genommen für alle Lebensbereiche. So sollten wir uns immer wieder selbst die Frage stellen, ob es möglicherweise an der Formulierung liegt, wenn wir uns von anderen nicht gehört oder verstanden fühlen.

FRAGWÜRDIGE ANLEITUNGEN

Es gibt tatsächlich einige didaktische Anweisungen, die anatomisch ungünstig sind und trotzdem unter Yogalehrern und sogar in Yogabüchern häufig anzutreffen sind.

Wie und warum diese fragwürdigen Anleitungen entstanden sind, ist unbekannt und lässt Raum für Spekulationen. Möglicherweise fehlte zur Zeit der Entstehung dieser Yogahaltungen ganz einfach das Wissen über die Funktionsweise des menschlichen Skeletts und des Bewegungsapparats. Vielleicht waren die Menschen in jenen langen zurückliegenden Zeiten auch deutlich beweglicher als dies heute der Fall ist.

Sicher ist, dass diese fragwürdigen und oft sogar schädlichen Anleitungen die Ausrichtungsprinzipien nicht erfüllen, sondern ihnen sogar widersprechen.

Die meisten von uns werden der ein oder anderen dieser ungünstigen Anleitungen sicher schon begegnet sein. Dabei ist es wichtig, sich ins Bewusstsein zu rufen, dass das häufige Vorkommen solcher Anleitungen – sei es im Yogaunterricht, in Lehrbüchern oder in Online-Tutorials – sie nicht richtig und sinnvoll werden lässt.

KRIEGER 1

FALSCHE ANLEITUNG:

Setze den hinteren Fuß in einem 45-Grad-Winkel zum vorderen Fuß ab und richte das Becken parallel nach vorne aus.

DAS PASSIERT:

Die Beinachse des hinteren Beins ist nicht richtig ausgerichtet. Dadurch verdrehst du dein hinteres Knie. Das Kniegelenk kann sich aber nur in gebeugtem Zustand minimal drehen. Es entsteht eine Fehlbelastung. Schmerzen und sogar Verletzungen des Kniegelenks können die Folge sein.

RICHTIGE ANLEITUNG:

Erde die hintere Fußsohle und richte die Zehen nach vorne aus. Verkleinere dazu gerne den Abstand zwischen deinen Füßen. Stelle deinen Fuß nur dann minimal schräg, wenn du andernfalls die Fußsohle nicht erden kannst. Dein Becken ist in diesem Fall ebenfalls entsprechend schräg ausgerichtet, damit die Beinachse richtig ausgerichtet und dein Knie geschützt ist.

TIPP:
Alternativ zu dem klassischen Krieger 1 (Virabhadrasana 1) kann auch eine Variante geübt werden, bei welcher die hintere Ferse angehoben bleibt. Auf diese Weise wird eine mögliche Fehlbelastung des Knies vermieden.

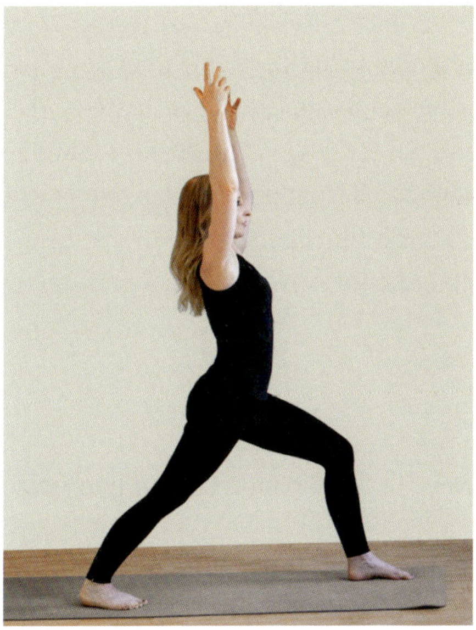

Krieger 1 – *klassische Variante*

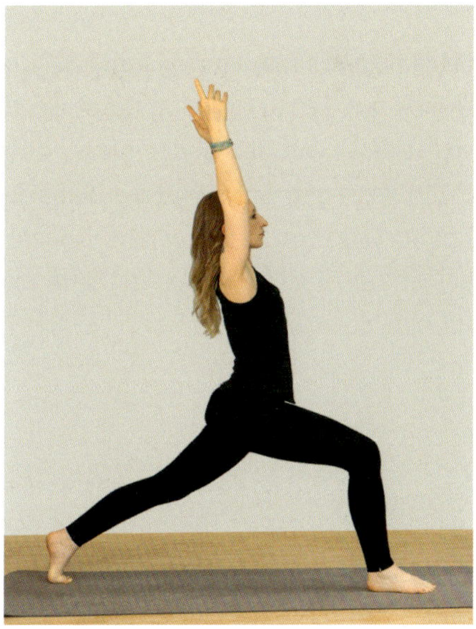

Krieger 1 – *alternative Variante*

KRIEGER 2 – DREIECK – SEITWINKEL

FALSCHE ANLEITUNG:

Setze den hinteren Fuß in einem 90-Grad-Winkel zum vorderen Fuß ab. Dein Becken ist ebenfalls um 90 Grad gedreht und zur Seite ausgerichtet.

DAS PASSIERT:

Wenn deine Hüften nicht beweglich genug sind, um jeweils 90 Grad nach außen zu rotieren, kippt häufig das vordere Knie deshalb nach innen. Dadurch ist das Knie nicht mehr über dem Sprunggelenk ausgerichtet und wird fehlbelastet. Richtest du das vordere Knie wieder über deinem Knöchel aus, dreht sich dein Becken mit und es entstehen ungünstige Scherkräfte im hinteren Knie, weil die Beinachse nicht mehr ausgerichtet ist.

RICHTIGE ANLEITUNG:

Stelle deinen vorderen Fuß stabil auf die Matte und richte dein Knie über dem Fußgelenk aus. Schau dir dann die Ausrichtung deines Beckens an. Den hinteren Fuß stellst du so auf den Boden, dass Hüftgelenk, Kniescheibe und Zehen in dieselbe Richtung zeigen. So stimmt die Beinachse. Vermutlich steht dein Becken dann nicht um 90 Grad zur Seite gedreht. Rotiere einfach deinen Oberkörper aus der Länge deiner Körperachse heraus zur Seite und achte darauf, dass dein Becken in seiner Position bleibt.

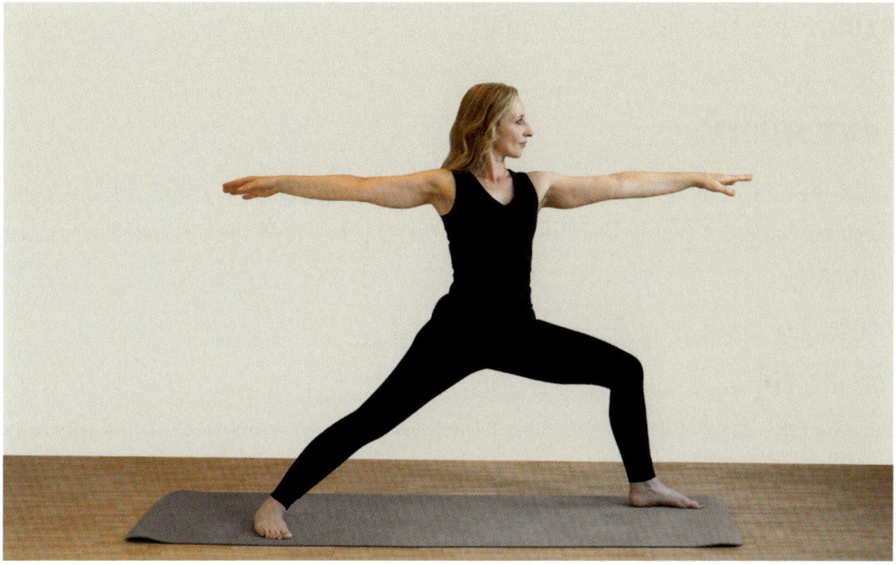

Krieger 2

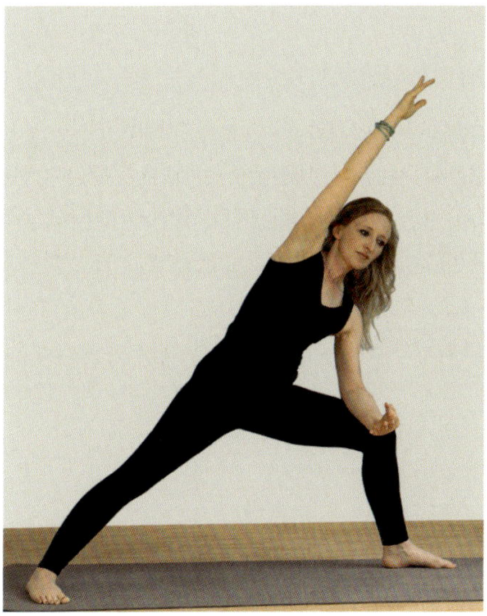

Seitwinkel

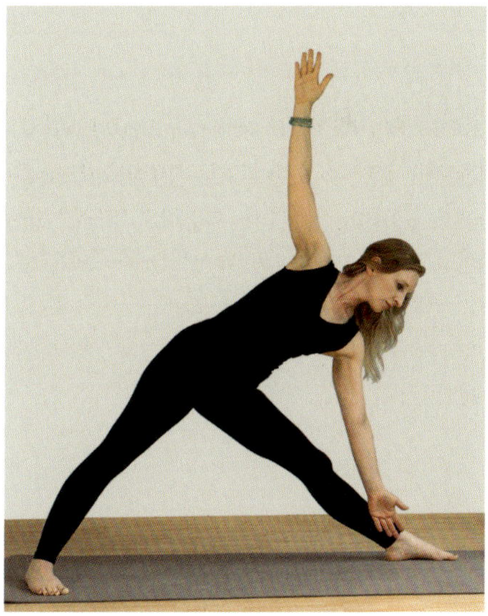

Dreieck

BAUM

FALSCHE ANLEITUNG:

Stelle die Fußsohle des Spielbeins so an der Innenseite des Standbeins ab. Das kann die Innenseite der Wade oder des Oberschenkels sein. Das Knie des Spielbeins zeigt zur Seite.

WAS PASSIERT:

Die meisten Menschen können ihre Hüftgelenke nicht um 90 Grad auswärts rotieren. Drehst du im Baum dein Knie trotzdem zur Seite, verdrehst du das Knie in deinem Standbein, weil sich dein Becken entsprechend mit dreht, um die fehlende Hüftbeweglichkeit auszugleichen. Die Position des Standfußes bleibt hingegen unverändert. Die Beinachse stimmt nicht mehr und dein Knie im Standbein wird fehlbelastet.

RICHTIGE ANLEITUNG:

Rotiere in der Hüfte das Spielbein nach außen, soweit es angenehm ist. Dein Knie zeigt schräg zur Seite. Achte darauf, dass dein Becken in seiner Position stabilisiert bleibt.

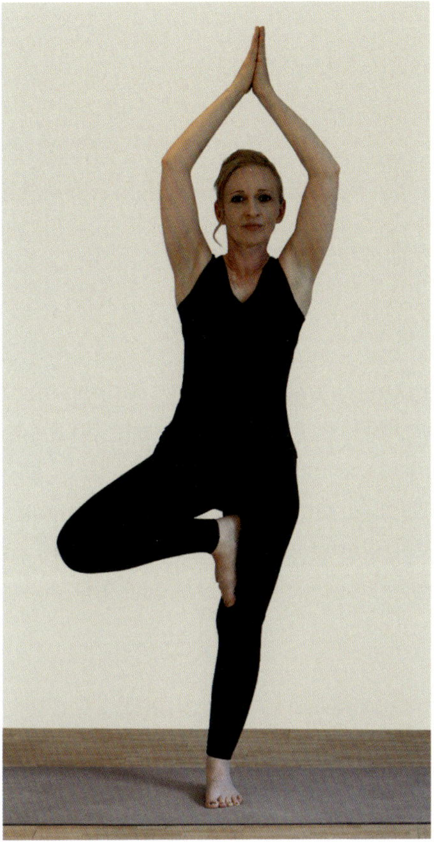

Baum

HERABSCHAUENDER HUND

FALSCHE ANLEITUNG:

Achte darauf, dass dein Gewicht gleichmäßig auf den Händen und Füßen verteilt ist und die Fersen den Boden berühren.

WAS PASSIERT:

Gemäß den Gesetzen der Statik lässt sich das Körpergewicht in dieser Position nicht so verteilen, dass Hände und Füße gleich viel Belastung erleben. Erdest du deine Fersen ungeachtet dessen, was mit der Ausrichtung deiner Körperachse geschieht, geht möglicherweise die Länge in der Wirbelsäule und die hier notwendige Kippung des Beckens verloren, was die Wirbelsäule fehlbelastet, weil sie sich verkrümmt. Zu beachten ist auch, dass nicht jedes Sprunggelenk ausreichend beweglich ist, um im herabschauenden Hund die Fersen zu erden.

RICHTIGE ANLEITUNG:

Deine Hände sind aktiv und deine Armachsen ausgerichtet. Du kippst dein Becken, sodass dein Steißbein und dein Scheitel auseinander ziehen. Die Körpermitte ist aktiviert. Vielleicht sind deine Knie etwas gebeugt, um die Köperachse noch besser in die Länge bringen zu können. Vielleicht berühren deine Fersen den Boden, wenn nicht, ist das auch okay.

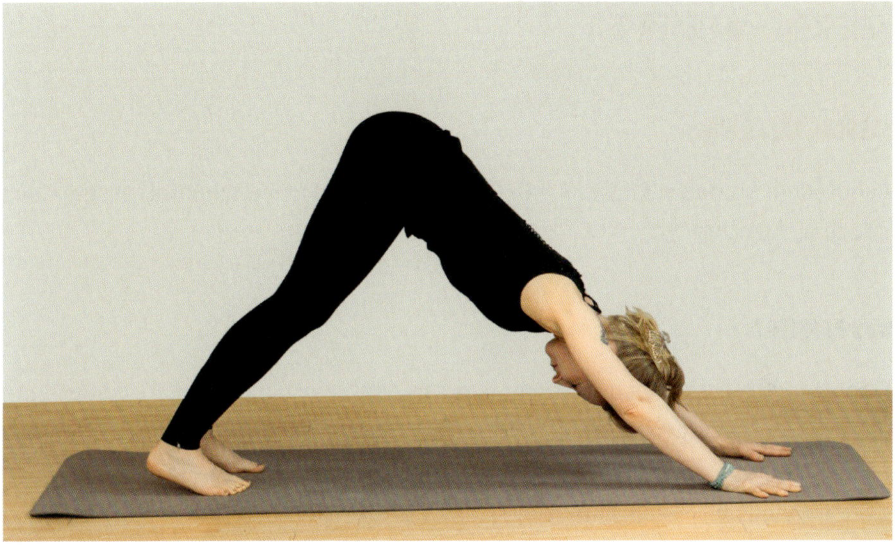

Herabschauender Hund

KRIEGER 1 – KRIEGER 2

FALSCHE ANLEITUNG:

Beuge dein vorderes Knie um 90 Grad, sodass dein Oberschenkel parallel zum Boden ausgerichtet ist.

WAS PASSIERT:

Der Abstand zwischen den Füßen muss relativ groß sein, um diese 90-Grad-Beugung umzusetzen. Das ist herausfordernd für die Hüftgelenke, das Sprunggelenk im hinteren Fuß und für die Haltemuskulatur in den Hüften und Oberschenkeln. Wenn dein Sprunggelenk nicht beweglich genug ist, kollabiert dein Fußlängsgewölbe im hinteren Fuß, was besonders ungünstig bei bereits vorhandenen Senk- und Plattfüßen ist. Ist deine Haltemuskulatur zu schwach oder ermüdet, entsteht durch die Wirkung der Schwerkraft enormer Schub auf das vordere Knie, was zu einer Überbelastung führen kann.

RICHTIGE ANLEITUNG:

Dein vorderes Knie ist gebeugt und über dem Sprunggelenk ausgerichtet. Die Fußaußenkante des hinteren Fußes schiebt in den Boden und dein Fußlängsgewölbe auf der Innenseite der Fußsohle ist aktiviert. Vielleicht ist dein vorderer Oberschenkel parallel zum Boden ausgerichtet, vielleicht liegt die vordere Hüfte auch höher als dein Knie. Wähle den Abstand der Füße so, dass du stabil und über beide Füße gut geerdet stehen kannst.

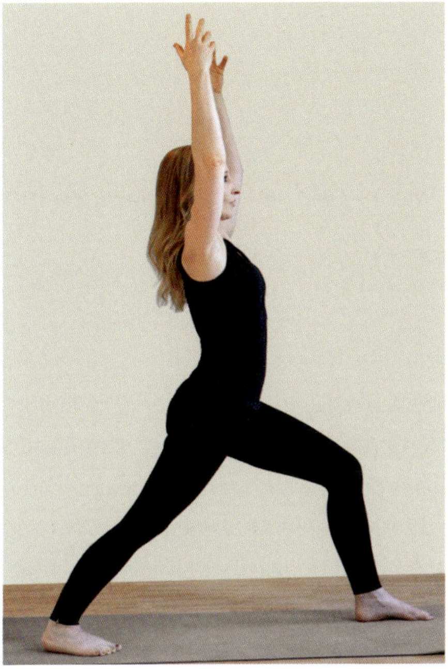

Krieger 1 – *sanftere Variante*

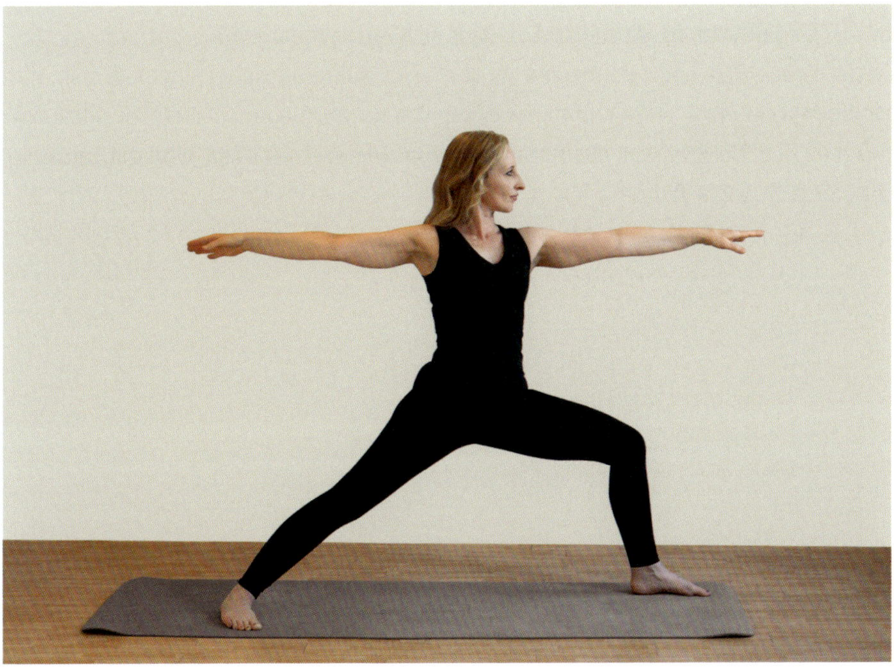

Krieger 2 – *sanftere Variante*

TAUBE

FALSCHE ANLEITUNG:

Richte das vordere Schienbein quer zum hinteren Bein aus. Das hintere Bein ist dabei gestreckt.

DAS PASSIERT:

Wenn deine Hüftgelenke nicht ausreichend beweglich sind, entsteht eine Fehlbelastung im vorderen Knie. Im Hüftgelenk des vorderen Beins brauchst du eine Innenrotation von 90 Grad, um das Schienbein sicher quer zum hinteren Bein ausrichten zu können. Die meisten Menschen können ihre Hüftgelenke weniger als 90 Grad nach außen rotieren und die Fähigkeit zur Innenrotation ist zumeist noch geringer.

RICHTIGE ANLEITUNG:

Dein vorderes Knie ist gebeugt und liegt hinter deinem Handgelenk. Den Fuß legst du zur Gegenseite ab. Achte darauf, dass sich dein vorderes Knie gut anfühlt, dass weder Druck, Zug noch Schmerzen spürbar sind. Sollte das jedoch der Fall sein, nutze Blöcke oder ein Kissen, um dein Becken darauf abzulegen. Du kannst auch dein hinteres Bein beugen und das Knie ein wenig zur Seite schieben. Übe die Taube so, dass sie sich gut anfühlt.

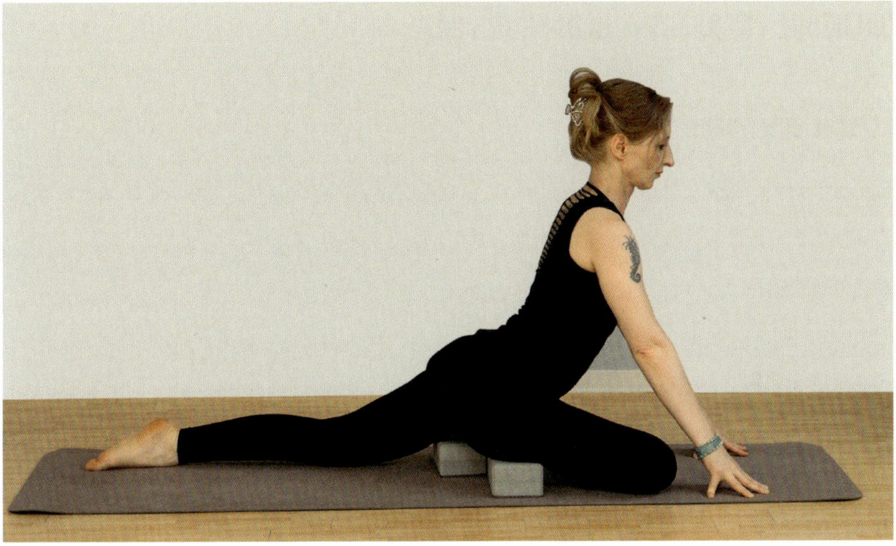

Taube – *knieschonende Ausrichtung*

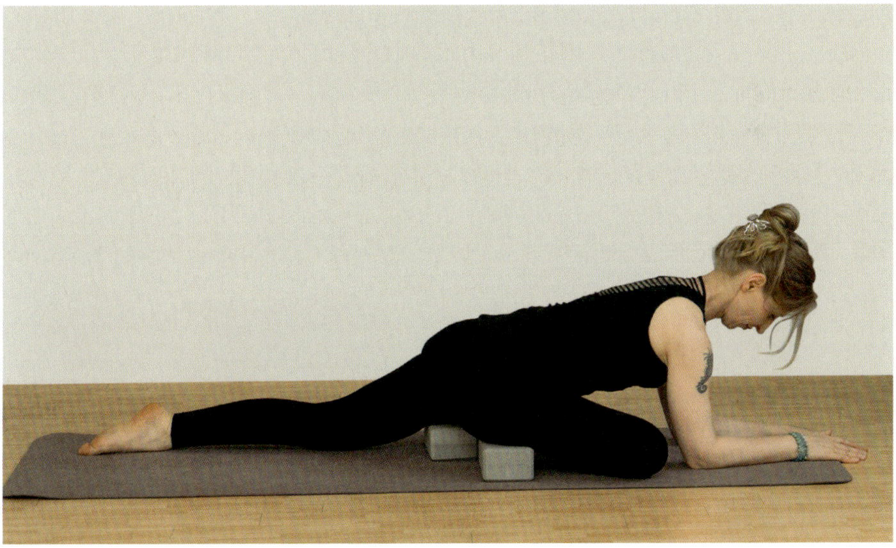

Schlafende Taube auf den Unterarmen – *mehr Dehnung, weniger Druck für das Knie*

STEHENDE VORBEUGE – LANGER RÜCKEN

FALSCHE ANLEITUNG:

Strecke deine Beine. Du beugst deinen Oberkörper aus den Hüftgelenken nach vorn.

WAS PASSIERT:

Wenn du die Beine streckst und dadurch die Ausrichtung deiner Körperachse mit Beckenkippung und Länge in der Wirbelsäule verloren gehen, entsteht eine Verkrümmung der Wirbelsäule und damit eine Fehlbelastung.

RICHTIGE ANLEITUNG:

Dein Becken ist gekippt und dein Steißbein strebt in die entgegengesetzte Richtung wie dein Scheitel. Steißbein und Becken ziehen auseinander. Aktiviere deine Bauchmuskeln. Beuge jederzeit die Knie, um dein Becken entsprechend kippen zu können, damit Länge in der Körperachse entsteht.

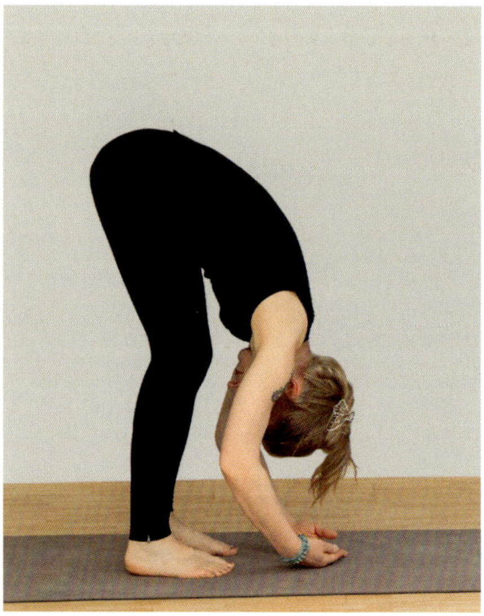

Stehende Vorbeuge

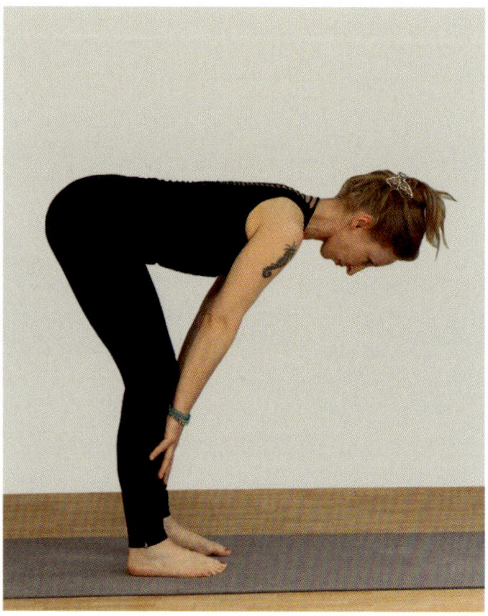

Langer Rücken

KOBRA

FALSCHE ANLEITUNG:

Hebe Kopf und Brustbein an. Deine Füße drücken den Boden.

WAS PASSIERT:

Durch das Erden der Füße entsteht eine Hebelwirkung. Allerdings passt dieser Hebel nicht für alle Menschen. Zählst du zu denjenigen, für die dieser Hebel nicht geeignet ist, fühlt sich die Kobra anstrengend und verkrampft an. Die Gefahr, dass die Bauchspannung verloren geht und der untere Rücken dadurch Druck erfährt, ist zudem groß. Das Heben des Kopfes bedeutet zudem nicht, ihn so weit wie möglich anzuheben. Dadurch entsteht Druck in der Halswirbelsäule und die bei vielen Menschen ohnehin verspannten Nackenmuskeln müssen sich stark anspannen.

RICHTIGE ANLEITUNG:

Du hebst Kopf und Brustbein aus der Kraft der Rückenmuskeln an. Dein Bauch ist aktiv. Die Wirbelsäule beschreibt einen harmonischen Bogen. Schiebe die Füße in den Boden. Wird die Übung dadurch angenehmer oder schwerer? Dann lasse die Füße einfach am Boden liegen und schiebe die Leisten in den Boden. Wird die Übung dadurch leichter oder schwerer? Finde den für dich passenden Hebel.

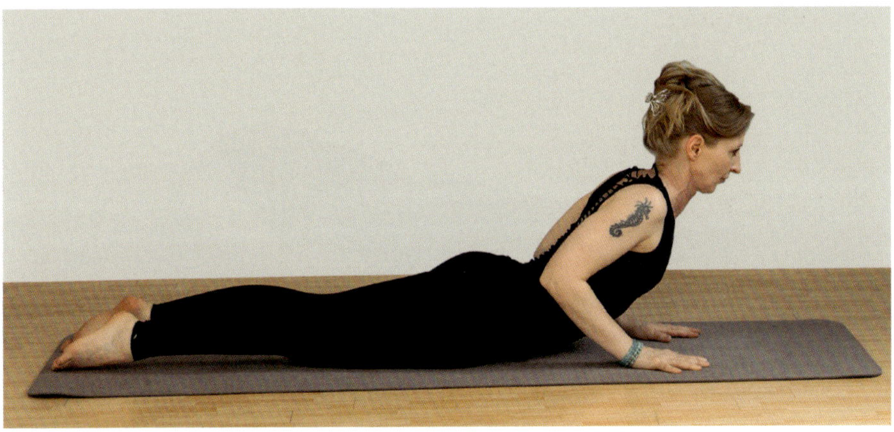

Kobra – *Leisten als passender Hebel*

FISCH

FALSCHE ANLEITUNG:

Achte darauf, dass der Scheitel sanft den Boden berührt.

WAS PASSIERT:

Ist die Rückwärtsbeuge in dieser Übung nicht intensiv genug und du legst trotzdem deine Kopfkrone auf den Boden, überstreckst du dadurch die Halsvorderseite und deine Nackenmuskeln müssen stark kontrahieren. Diese intensive Rückwärtsbeuge in der Halsmuskulatur kann die Muskulatur überlasten ebenso wie die Halswirbelsäule.

RICHTIGE ANLEITUNG:

Lege deinen Kopf so ab, dass es sich für deine Halsvorderseite und auch für deinen Nacken gut anfühlt. Der Kopf berührt irgendwo zwischen Hinterkopf und Scheitel sanft die Erde. Deine Unterarme und Ellenbogen schieben aktiv in den Boden.

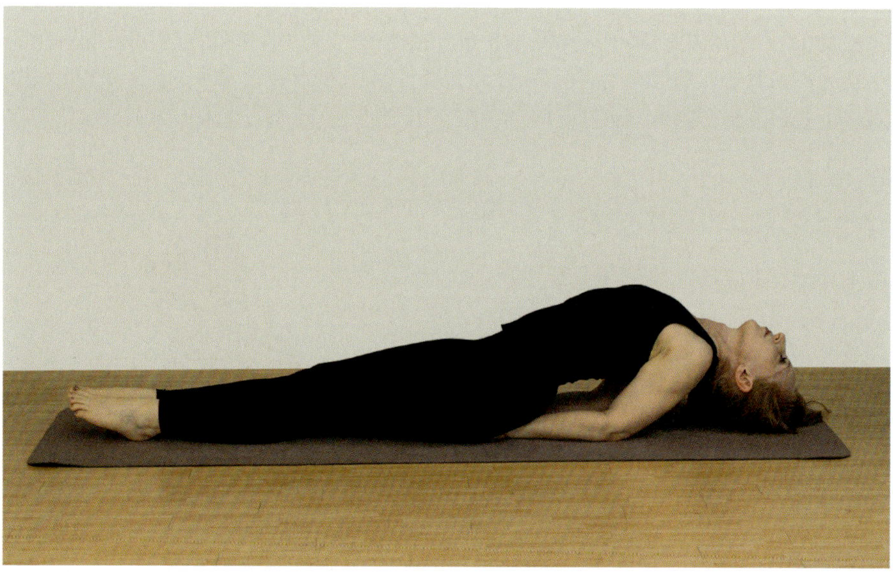

Fisch

SEITWINKEL

FALSCHE ANLEITUNG:

Stelle sicher, dass dein Körper in dieser Haltung eine Linie vom hinteren Fuß bis zum Scheitel bildet.

WAS PASSIERT:

Für manche Körper ist es eine zu große Belastung der Hüftgelenke und Beinmuskulatur in dieser Linie ausgerichtet zu werden. An diesem Idealbild festzuhalten kann zu einer Überbelastung der beanspruchten Strukturen führen.

RICHTIGE ANLEITUNG:

Erde die hintere Fußaußenkante. Dein Scheitel schiebt weg vom hinteren Fuß, sodass du eine Streckung, vielleicht sogar einen Dehnimpuls in deiner oberen Körperseite wahrnehmen kannst. Beuge deine vordere Hüfte nur so weit, dass es sich angenehm anfühlt und dein Stand stabil bleibt.

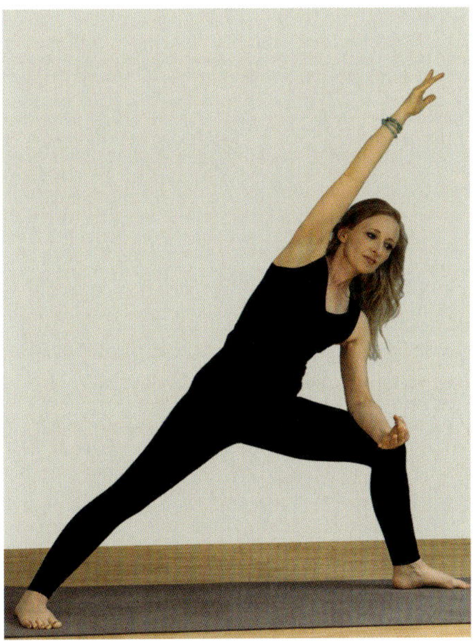

Seitwinkel

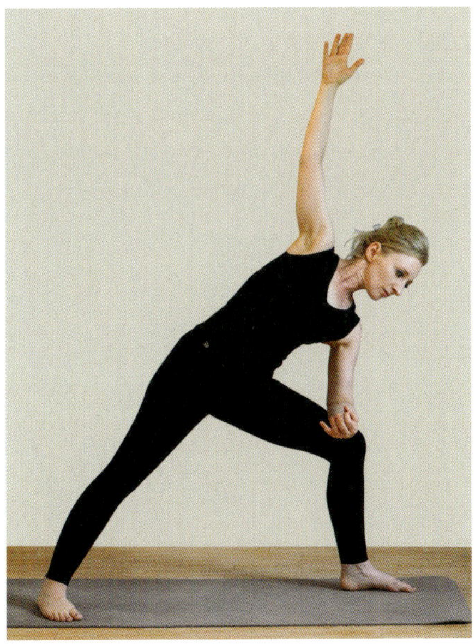

Seitwinkel – *sanfte Variante*

DREIECK

FALSCHE ANLEITUNG:

Bringe die untere Hand ans Schienbein oder Fußgelenk. Vielleicht berührt sie sogar neben dem Innenknöchel den Boden.

WAS PASSIERT:

Wenn der Fokus im Dreieck darauf liegt, die untere Hand möglichst tief sinken zu lassen, schieben viele Menschen das Becken nach hinten, um dieses Ziel zu erreichen. Zudem entsteht im Oberkörper eine Seitneigung. Beides entspricht nicht dem Ziel dieser Übung.

RICHTIGE ANLEITUNG:

Dein Becken kippt in Richtung des hinteren Fußes. Lasse die vordere Beckenseite sinken und lehne dich seitlich über dein vorderes Bein, ohne den Oberkörper zu beugen. Deine untere Hand landet irgendwo an deinem vorderen Bein, ohne dich darauf abzustützen. Je weiter du das Becken kippen kannst, desto näher sinkt dein Oberkörper Richtung Boden.

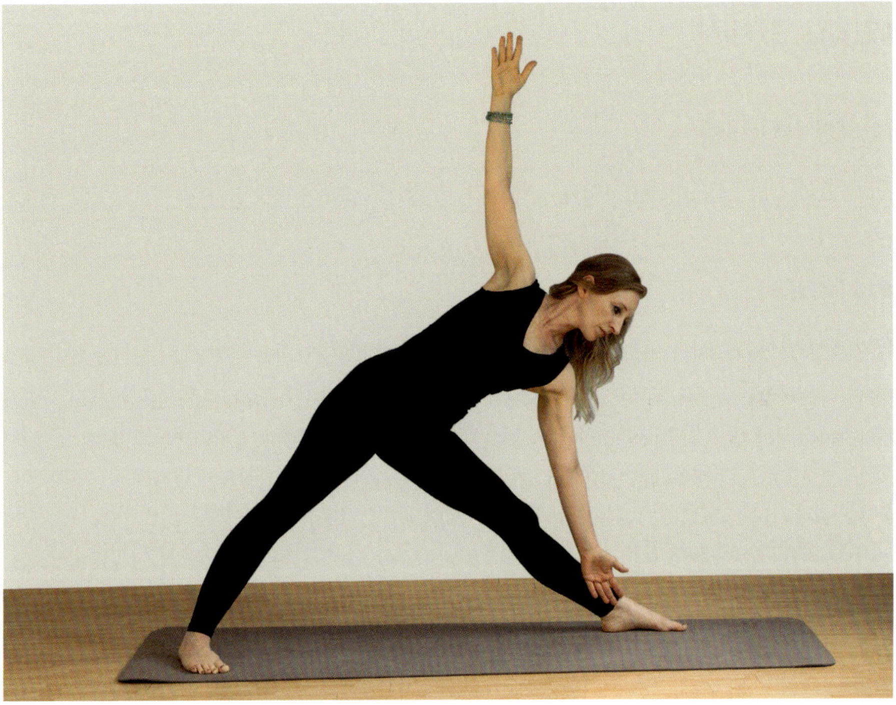

Dreieck mit ausgerichteter Körperachse

LOTUS – SPAGAT

FALSCHE ANLEITUNG:

Du musst nur fleißig weiterüben, dann kannst du das auch.

WAS PASSIERT:

Aussagen wie diese können dazu animieren, dass mit zu viel Ehrgeiz und gewaltsam geübt wird. Ebenso kann die Aussage, dass ein Schüler schlichtweg weiter üben muss, um ein bestimmtes Ziel zu erreichen, dysfunktionale Glaubenssätze aktivieren, wie die Überzeugung, dass man etwas leisten muss, um erfolgreich oder liebenswert zu sein. Wird das angestrebte Ziel dann nicht erreicht, kann dies Gefühle von Versagen hervorrufen.

RICHTIGE ANLEITUNG:

Jeder Körper ist individuell und einzigartig. Manche Körper sind beweglicher als andere. Es kann sein, dass du eines Tages diese Übung ausführen kannst, es kann aber ebenso sein, dass diese Übung einfach nicht zu deinem Körper passt. So sind manche Asanas oder Variationen von ihnen einfach nur ein „Nice to have".

Das gilt übrigens nicht nur für die hier vorgestellten fortgeschrittene Yogahaltungen wie Lotussitz und Spagat!

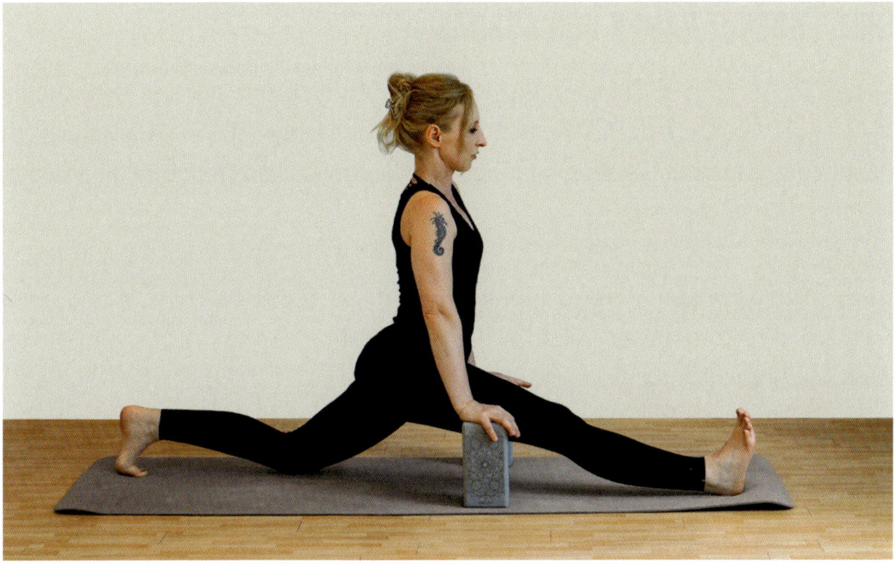

Spagat – *Vorübung*

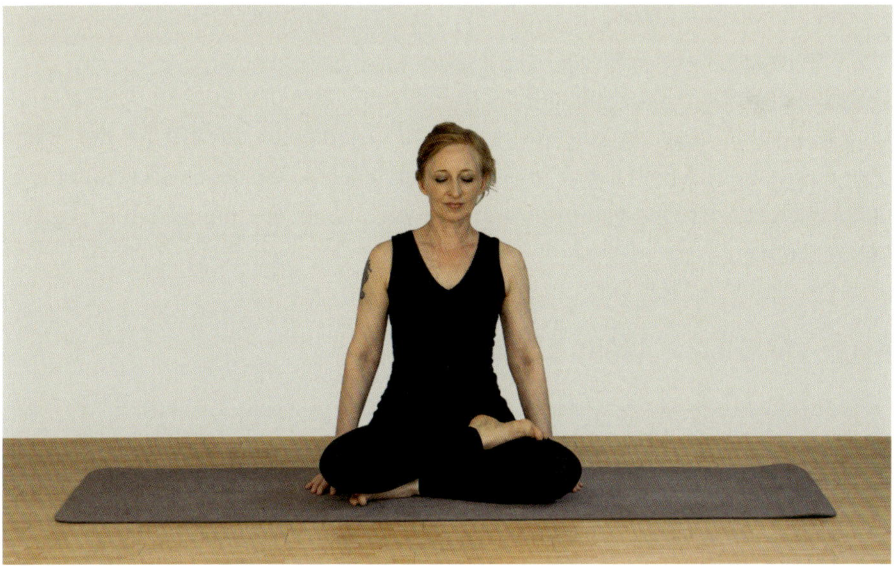

Halber Lotus – *Alternative zum Ganzen Lotus*

IRREFÜHRENDE NAMEN VON ASANAS

Neben der Sprache im Yogaunterricht gibt es auch Probleme mit den Bezeichnungen einiger Asanas. Manche Yogahaltungen haben Namen, die in Widerspruch zur Ausführung der Übung stehen oder aber zum Leistungsdenken und dogmatischen Üben verführen können.

KOPF-KNIE-HALTUNG – JANU SIRSASANA

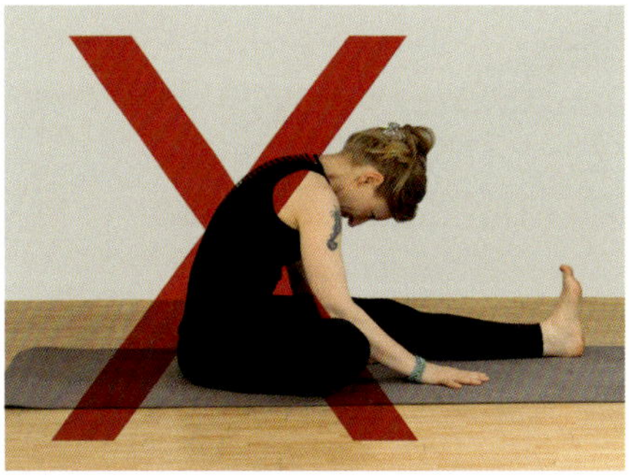

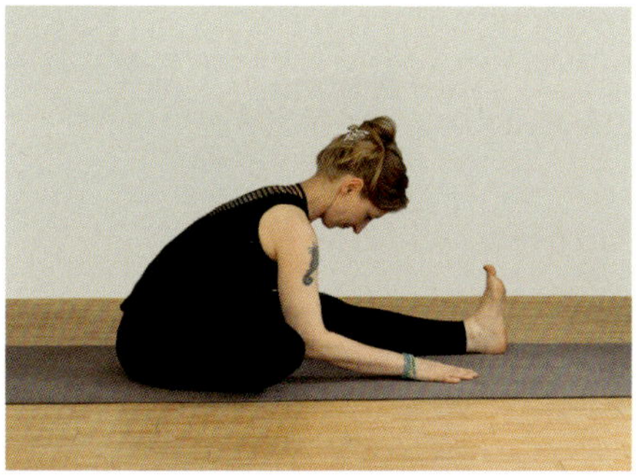

Den Namen dieser Übung beim Wort zu nehmen - also den Kopf zu den Knien zu führen -, würde bedeuten, die Wirbelsäule zu verkrümmen, anstatt bei der Beuge über das gestreckte Bein Länge im Rücken entstehen zu lassen. Eine Verkrümmung der Wirbelsäule ist eine Fehlbelastung und kann zu einer Überbelastung der Wirbelsäule führen.

HALBE VORBEUGE – ARDHA UTTANASANA

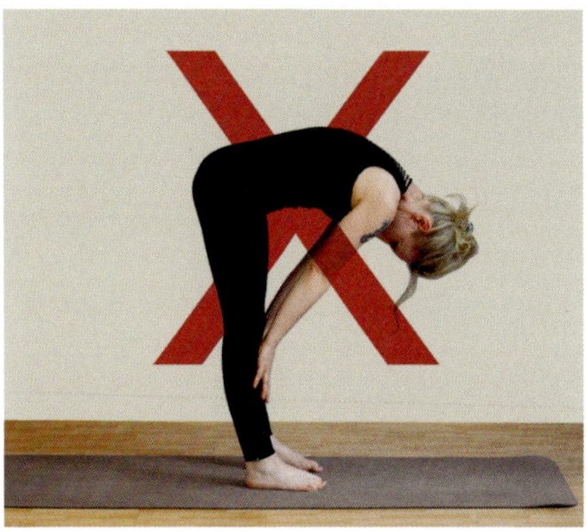

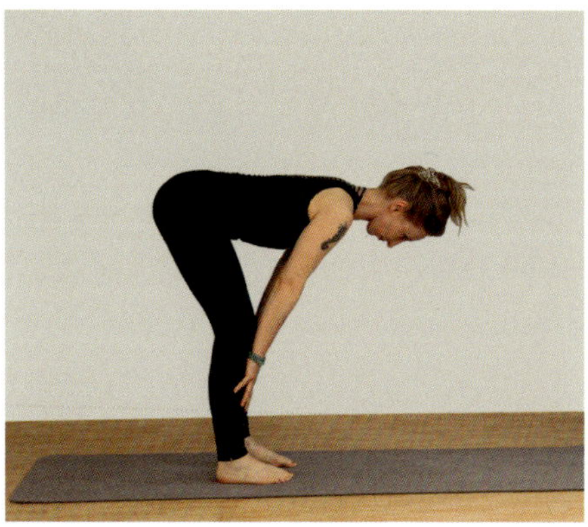

Die halbe Vorbeuge mag die Hälfte des Wegs und der Dehnungsintensität in der Körperrückseite, insbesondere in den Beinrückseiten darstellen. Diese Übung hat aber überhaupt nichts mit der Vorbeuge als Bewegungsrichtung der Wirbelsäule zu tun. So verwundert es nicht, dass viele Yogastile diese Übung Langer Rücken oder Gestreckter Rücken nennen, um Missverständnisse zu vermeiden.

INTENSIVE FLANKENSTRECKUNG – PARSHVOTTANASANA

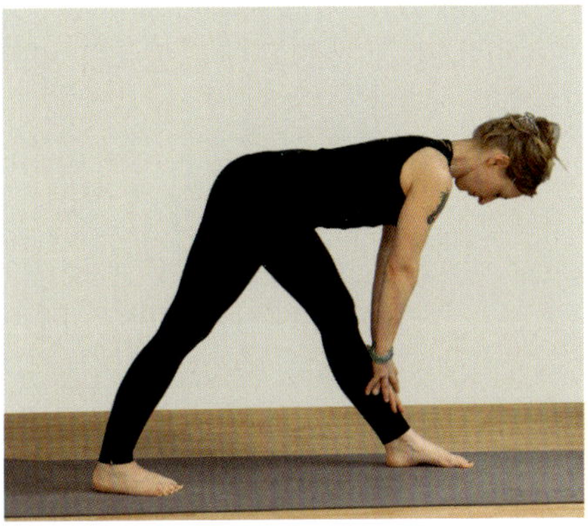

Intensive Flankenstreckung – *Tischposition*

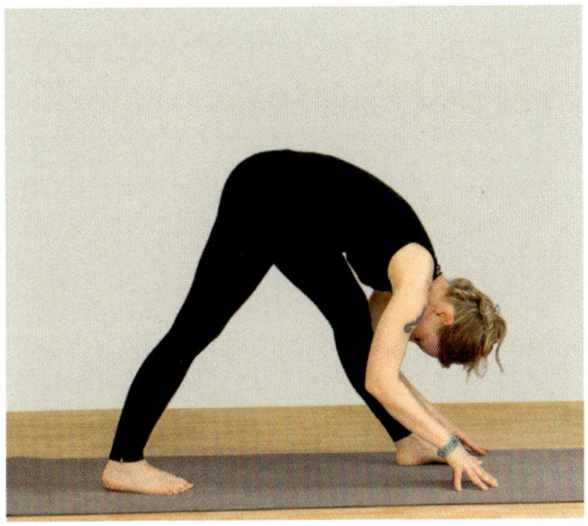

Intensive Flankenstreckung – *Vorbeuge*

In dieser Yogahaltung werden die Beinrückseiten intensiv und deutlich spürbar gedehnt. Der Begriff „Flanken" beschreibt allerdings die beiden Seiten des Rumpfes. In manchen Yogastilen heißt diese Übung Pyramide, was viel besser das Ziel beschreibt, in dieser besonderen Standhaltung zusätzlich in eine Vorbeuge zu gehen.

> **„Beim Yoga geht es nicht darum, deine Zehen berühren zu können. Es geht darum, was du auf dem Weg nach unten lernst."**
>
> *Dr. Jigar Gor – Ayurveda-Arzt und Yogi (Sprüche-Liste, 2024)*

8 SCHLUSSWORT

Wie Du siehst, erfordert das richtige und damit anatomisch sinnvolle Üben von Yogahaltungen Wissen um die grundsätzlichen Ausrichtungsprinzipien ebenso wie eine Portion Mut, Anleitungen und ebenso Namen von Asanas kritisch zu hinterfragen.

Vertraue grundsätzlich Deinem Körpergefühl, denn Dein Körper ist Dein wichtigster und bester Lehrmeister. Er signalisiert Dir unmittelbar, ob sich Dein Yoga für ihn angenehm anfühlt und infolgedessen guttut. Denn genau das stellt den Sinn und Zweck der Yogahaltungen dar.

Ich wünsche Dir viel Freude beim richtigen Yogaüben.

9 ANHANG

DANKSAGUNG

Ich danke dem Meyer & Meyer Fachverlag für das Vertrauen in meine Expertise als Yogalehrerin und für die Möglichkeit, ein Buch zu diesem so wichtigen Aspekt der Yogapraxis veröffentlichen zu können. Danke an Ezgi Sailer, die mich als Fotografin bei der Entstehung dieses Buches unterstützt hat. Mein besonderer Dank gilt außerdem Lucia Schmidt, die in mir die Neugierde und das Interesse an Yogaanatomie entfacht hat und mich dazu inspiriert hat, Yogahaltungen in ihrem Kern zu verstehen und dogmatische Herangehensweisen kritisch zu hinterfragen.

Ich danke meiner Mama, durch die ich schon in jungen Jahren zum Yoga gefunden habe, denn diese Faszination und Begeisterung haben sich zu einer tiefen Liebe entwickelt.

Ein herzliches Dankeschön gilt Karo Wagner, die mir Mut gemacht hat, den Sprung in die Selbstständigkeit zu wagen und dafür, dass wir seit so vielen Jahren schon Hand in Hand und von Herz zu Herz gemeinsam arbeiten und kreieren. Ich danke meiner Freundin Julia Gierman für ihre wertschätzende, reflektierte Art und dass sie mich immer wieder daran erinnert, sich selbst nicht zu ernst zu nehmen.

Weiter gilt mein Dank den Yogalehrerinnen Verena Nenninger, Elizabet Milovanovic, Viola Bayer, Evi Wangler, Ulla Fachinger-Wodtke, Lorena Yaconi-Gouet, Katrin Apel, Yvonne Liebscher, Betül Kirac, Jenefer Ansah, Veronika Hindera, Antonia Reinhard und Giulia de Carlo. Ich schätze den kollegialen Austausch mit Euch sehr und freue mich, dass wir die gemeinsame Vision teilen: Yoga in die Welt zu tragen und sie dadurch zu einem friedvolleren, schöneren Place-to-be werden zu lassen.

Ich danke meinen Yogaschülerinnen und Yogaschülern, durch die ich immer wieder aufs Neue lernen und erfahren darf, wie individuell und einzigartig Körper sein können und welchen nicht zu unterschätzenden Einfluss die Proportionen auf das Aussehen der Asanas haben. Euer tiefes Vertrauen in mich und meinen Yogaunterricht haben mir zudem verdeutlicht, wie wichtig das Wissen und Vermitteln einer anatomisch sinnvollen Ausrichtung ist, um Verletzungen zu vermeiden und Yoga ganz und gar genießen zu können.

LITERATURVERZEICHNIS

Apfel, P. (2016). *Alle paar Jahre erneuert sich der Körper: Der Sieben-Jahre-Mythos: Sie sind viel jünger als Sie glauben.* Zugriff am 29. August 2024 unter https://www.focus.de/gesundheit/ratgeber/verdauung/alle-paar-jahre-erneuert-sich-der-koerper-der-sieben-jahres-mythos-sie-sind-viel-juenger-als-sie-glauben_id_5238290.html

Aphorismen (2009). *Aphorismus zum Thema Dogmatik.* Zugriff am 03. November 2024 unter https://www.aphorismen.de/zitat/165002

Barmer (2024). Overthinking: *Sieben Tipps gegen die Grübelei.* Zugriff am 26.10.2024 unter https://www.barmer.de/gesundheit-verstehen/psyche/psychische-gesundheit/overthinking-1141960

Berufsverband Deutscher Yogalehrer (Hrsg.) (1994). *Der Weg des Yoga. Handbuch für Übende und Lehrende* (2. Auflage). Petersberg: Via Nova.

Bundesministerium für Gesundheit (2022). *Stress: Auswirkungen auf Körper und Psyche.* Zugriff am 29. August 2024 unter https://www.gesund.bund.de/stress#krank-durch-stress

Chana, S. L. (2023). *Yoga mit Hilfsmitteln.* Aachen: Meyer & Meyer.

Deutsche Schmerzgesellschaft e.V. (2019). *Was ist Schmerz?* Zugriff am 28. August 2024 unter https://www.schmerzgesellschaft.de/patienteninformationen/herausforderung-schmerz/was-ist-schmerz

Deutsche Rheuma Liga Bundesverband e.V. (2024). *Sarkopenie: Wenn die Kraft im Alter nachlässt.* Zugriff am 25. Oktober 2024 unter https://www.rheuma-liga.de/rheuma/krankheitsbilder/sarkopenie

Deutsches Zentrum für Orthopädie (2024). *Die Anatomie der Füße.* Zugriff am 25. Okto-ber 2024 unter https://www.deutsches-zentrum-fuer-orthopaedie.de/fuss/anatomie

Deutsches Zentrum für Orthopädie (2024). *Anatomie und Funktion der Hände.* Zugriff am 25. Oktober 2024 unter https://www.deutsches-zentrum-fuer-orthopaedie.de/hand/anatomie

Deutsches Zentrum für Orthopädie (2024). *Die Wirbelsäule.* Zugriff am 25. Oktober 2024 unter https://www.deutsches-zentrum-fuer-orthopaedie.de/wirbelsaeule/anatomie

Furst, B. (2024). *Inspirierende Zitate und Weisheiten zu Fehlern.* Zugriff am 03. Novem-ber 2024 unter https://sprucheschone.de/zitate-zu-fehlern/

GEO (2024). *Wie und warum wirkt Yoga? Das sagt die Wissenschaft.* Zugriff am 28. August 2024 unter https://www.geo.de/magazine/geo-magazin/903-rtkl-alternative-medizin-wie-und-warum-wirkt-yoga-das-sagt-die-wissenschaft

Goßmann, K. (2021). *Promis, die nach Yoga verrückt sind.* Zugriff am 28. August 2024 unter https://www.yogaeasy.de/artikel/promis-die-nach-yoga-verrueckt-sind

Goßmann, K. und Rübesamen, K. (2022). *Die Geschichte des Yoga.* Zugriff am 28. Au-gust 2024 unter https://www.yogaeasy.de/artikel/die-geschichte-des-yoga

Govinda, K. (2010). *Chakras. Der Einfluss der Chakras auf Gesundheit, Ausstrahlung und Vitalität.* München: Südwest.

Gute Zitate (2024). *Zitat von Albert Einstein.* Zugriff am 03. November 2024 unter https://gutezitate.com/zitat/188023

Gute Zitate (2024). *Zitat von Peter Bamm.* Zugriff am 03. November 2024 unter https://gutezitate.com/zitat/245860

Gute Zitate (2024). *Zitat von Donald A. Tubesing.* Zugriff am 03. November 2024 unter https://gutezitate.com/zitat/123266

Hindelang, L. (2023). Indra Devi: Von der ersten weiblichen Yoga-Schülerin zur „First Lady". Zugriff am 30. August 2024 unter https://www.stern.de/panorama/wissen/indra-devi–von-der-ersten-weiblichen-yoga-schuelerin-zur-first-lady–33259768.html

IBS Publishing Team (2020). Sonnengruß für Profisportler: Diese Star-Athleten machen Yoga. Zugriff am 28. August 2024 unter https://www.inspiredbysports.com/de/star-athleten-yoga/

Jeong, S. (2024). *Statistiken, Fakten, demografische Daten und Infografiken zur Yoga Branche.* Zugriff am 30. August 2024 unter https://www.yogitimes.com/de/statistiken-fakten-demografische-daten-und-infografik-zur-yoga-branche

Koch, I. (2024). *Yoga passt sich dem Menschen an... .* Zugriff am 03. November 2024 unter https://yoga-style-magazin.de/yoga-passt-sich-dem-menschen-an

Koch, J. (2014). *Yoga: Die positive Kraft des Yoga.* Zugriff am 2. September 2024 unter https://www.aerzteblatt.de/archiv/152826/Yoga-doe-positive-Kraft-des-Yoga

Reese, N. (2023). *Stars und ihre Yoga-Lehrer.* Zugriff am 28. August 2024 unter https://www.brigitte.de/gesund/entspannung/yoga/stars-und-ihre-yogalehrer_10340176-10340180.html

Said, O. Dr. med. (2024). *Handynacken: Symptome und hilfreiche Übungen.* Zugriff am 8. September 2024 unter https://www.ergotopia.de/blog/lifestyle/handynacken#ursachen-handynacken

Schlenzig, T. (2018). *23 Zitate von C. G. Jung, die Deine Augen öffnen können.* Zugriff am 03. November 2024 unter https://mymonk.de/cg-jung-zitate/

Schönegge, H. (2024). *Mach es wie die Profis! So ergänzt Yoga dein Training.* Zugriff am 28. August 2024 unter https://www.fitforfun.de/workout/yoga-und-co/easy-yoga-so-stark-macht-yoga-234562.html

Sprüche-Liste (2024). *Yoga Sprüche.* Zugriff am 03. November 2024 unter https://sprueche-liste.com/yoga-sprueche

Steinbach, A. (2019). *Die besten Yoga Zitate für mehr Motivation & Liebe.* Zugriff am 03. November 2024 unter https://asanayoga.de/die-besten-yoga-zitate-fuer-mehr-motivation-liebe/

Stiftung Gesundheitswissen (2018). *Wie viele Gelenke hat der Mensch?* Zugriff am 29. August 2024 unter https://www.stiftung-gesundheitswissen.de/gesundes-leben/koerper-wissen/wie-viele-gelenke-hat-der-mensch

Trökes, A. (2014). *Der kleine Alltagsyogi.* München: Gräfe und Unzer.

Wahl, T. (2020). *Das Knie im Yoga: Tipps von Yogalehrer Timo Wahl.* Zugriff am 25. August 2024 unter https://www.yogaworld.de/knie-im-yoga-tipps-timo-wahl/

wasistYOGA (2024). *Yoga Sprüche – Zitatesammlung.* Zugriff am 03. November 2024 unter https://wasistyoga.de/sprueche-zitate/yoga-sprueche-zitatesammlung/

Yilmaz, B. (2024). *Wer ist Bahar Yilmaz?* Zugriff am 03. November 2024 unter https://www.baharyilmaz.com/uber-mich

YogaMeHome (2024). *Wirkung von Yoga in Studien: Was sagt die Wissenschaft?* Zugriff am 25. Oktober 2024 unter https://www.yogamehome.org/yoga-blog/artikel/yoga-studien-wirkung

Yoga Vidya (2022). *Welche Asanas gibt es.* Zugriff am 3. September 2024 unter https://www.wiki.yoga-vidya.de/welche-asanas-gibt-es

Yoga Vidya (2023). *Gheranda Samhita.* Zugriff am 30. Oktober 2024 unter https://www.wiki.yoga-vidya.de/Gheranda_Samhita

Yoga Vidya (2023). *Kosha*. Zugriff am 3. September 2024 unter https://www.wiki.yoga-vidya.de/kosha

Zitate berühmter Personen (2024). *Die richtige Haltung ist eine harmonische Verbindung mit dem Leben*. Zugriff am 03. November 2024 unter https://beruehmte-zitate.de/zitate/1975396-dan-millman-die-richtige-haltung-ist-eine-harmonische-verbindu

REGISTER

BILDNACHWEIS

Coverfoto: Ezgi Sailer

Covergestaltung: Sannah Inderelst

Fotos Innenteil: Ezgi Sailer

© **Adobe Stock:** 29, 35, 62, 64, 66, 68, 70, 72, 74, 76, 78, 79, 80, 82, 83, 220, 222

Sketchnotes: Melanie Ibrahimi

Layout: Sannah Inderelst

Satz: Guido Maetzing, www.mmedia-agentur.de

Lektorat Skript: Sabrina Müller

Projektmanagement: Katrin Schubert